国民营养科普丛书
——2~5岁儿童营养膳食指导

主　审　杨振宇

主　编　李晓辉　梁　娴

副主编　李明川　刘　竹　王　瑶

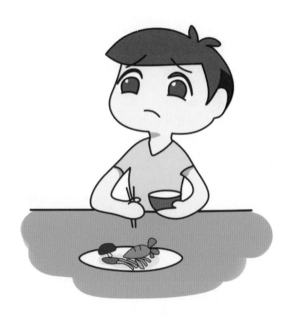

人民卫生出版社
·北京·

图书在版编目（CIP）数据

2~5 岁儿童营养膳食指导 / 李晓辉，梁娴主编 . —
北京：人民卫生出版社，2022.2
（国民营养科普丛书）
ISBN 978–7–117–30342–2

Ⅰ. ①2… Ⅱ. ①李…②梁… Ⅲ. ①儿童 – 膳食营养
Ⅳ. ①R153.2

中国版本图书馆 CIP 数据核字（2020）第 145645 号

人卫智网	www.ipmph.com	医学教育、学术、考试、健康，
		购书智慧智能综合服务平台
人卫官网	www.pmph.com	人卫官方资讯发布平台

国民营养科普丛书——2~5 岁儿童营养膳食指导
Guomin Yingyang Kepu Congshu——2~5 Sui Ertong Yingyang Shanshi Zhidao

主　　编：李晓辉　梁　娴
出版发行：人民卫生出版社（中继线 010-59780011）
地　　址：北京市朝阳区潘家园南里 19 号
邮　　编：100021
E - mail：pmph @ pmph.com
购书热线：010-59787592　010-59787584　010-65264830
印　　刷：北京盛通印刷股份有限公司
经　　销：新华书店
开　　本：710×1000　1/16　　印张：10.5
字　　数：177 千字
版　　次：2022 年 2 月第 1 版
印　　次：2022 年 4 月第 1 次印刷
标准书号：ISBN 978-7-117-30342-2
定　　价：49.00 元
打击盗版举报电话：010-59787491　E-mail：WQ @ pmph.com
质量问题联系电话：010-59787234　E-mail：zhiliang @ pmph.com

编　者

（以姓氏笔画为序）

王　瑶　成都市疾病预防控制中心
冯　敏　成都市疾病预防控制中心
刘　竹　成都市疾病预防控制中心
李心仪　四川大学华西第二医院
李明川　成都市疾病预防控制中心
李晓辉　成都市疾病预防控制中心
吴晓娜　四川大学华西第二医院
何　苗　四川大学华西第二医院
何志凡　成都市疾病预防控制中心
宋　杰　四川大学华西第二医院
张明秋　成都天府新区疾病预防控制中心
陈奇言　成都市疾病预防控制中心
赵品楠　成都高新区疾病预防控制中心
胡金宇　成都市疾病预防控制中心
梁　娴　成都市疾病预防控制中心
廖晓燕　四川省第二人民医院

秘　　　书　徐菁佩　成都市疾病预防控制中心
　　　　　　李子一　四川农业大学

摄影和绘图　吴世康　李　媛　吕　毅　李晨路　罗　祥

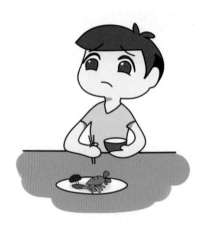

《国民营养科普丛书》

编写委员会

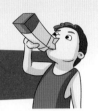

编委会主任	刘金峰	国家卫生健康委员会食品安全标准与监测评估司
	高　福	中国疾病预防控制中心
	卢　江	中国疾病预防控制中心

科 学 顾 问	王陇德	中国工程院院士
	陈君石	中国工程院院士
	杨月欣	中国营养学会理事长
	杨晓光	中国疾病预防控制中心营养与健康所研究员

主　　　编	丁钢强	中国疾病预防控制中心营养与健康所
	田建新	国家卫生健康委员会食品安全标准与监测评估司
	张志强	全国卫生产业企业管理协会

副 主 编	张　兵	中国疾病预防控制中心营养与健康所
	刘爱玲	中国疾病预防控制中心营养与健康所
	徐　娇	国家卫生健康委员会食品安全标准与监测评估司

编　　　者	（按姓氏汉语拼音排序）	
	戴　月	江苏省疾病预防控制中心
	龚晨睿	湖北省疾病预防控制中心
	郭战坤	保定市妇幼保健院
	李绥晶	辽宁省疾病预防控制中心
	李晓辉	成都市疾病预防控制中心
	梁　娴	成都市疾病预防控制中心
	刘长青	河北省疾病预防控制中心
	刘丹茹	山东省疾病预防控制中心

栾德春　辽宁省疾病预防控制中心
苏丹婷　浙江省疾病预防控制中心
辛　宝　陕西中医药大学公共卫生学院
熊　鹰　重庆市疾病预防控制中心
张　丁　河南省疾病预防控制中心
张俊黎　山东省疾病预防控制中心
张书芳　河南省疾病预防控制中心
张同军　陕西省疾病预防控制中心
章荣华　浙江省疾病预防控制中心
赵　耀　北京市疾病预防控制中心
周永林　江苏省疾病预防控制中心
朱文艺　陆军军医大学新桥医院
朱珍妮　上海市疾病预防控制中心

编委会专家组　（按姓氏汉语拼音排序）

陈　伟　北京协和医院
丁钢强　中国疾病预防控制中心营养与健康所
葛　声　上海市第六人民医院
郭云昌　国家食品安全风险评估中心
黄承钰　四川大学
刘爱玲　中国疾病预防控制中心营养与健康所
楼晓明　浙江省疾病预防控制中心
汪之顼　南京医科大学
王惠君　中国疾病预防控制中心营养与健康所
王志宏　中国疾病预防控制中心营养与健康所
吴　凡　复旦大学
杨振宇　中国疾病预防控制中心营养与健康所
易国勤　湖北省疾病预防控制中心
张　兵　中国疾病预防控制中心营养与健康所
张　坚　中国疾病预防控制中心营养与健康所
张　倩　中国疾病预防控制中心营养与健康所
朱文丽　北京大学
周景洋　山东省疾病预防控制中心

编委会秘书组　（按姓氏汉语拼音排序）

刘爱玲　中国疾病预防控制中心营养与健康所
马彦宁　中国疾病预防控制中心营养与健康所

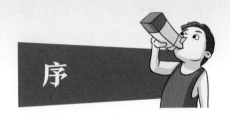

序

　　随着我国社会经济快速发展,国民营养健康状况得到明显改善,同时也伴随出现新的问题和挑战。一方面,人民群众对营养健康知识有着强烈渴求,另一方面,社会上各种渠道传播的营养知识鱼龙混杂,有的甚至真假难辨。因此,亟须加强科学权威的营养科普宣传,引导人民群众形成真正健康科学的膳食习惯和生活方式,提升人民群众营养素养与水平,切实增强人民群众获得感与幸福感。

　　为贯彻落实《国民营养计划(2017—2030年)》"全面普及营养健康知识"和健康中国合理膳食行动要求,国家卫生健康委员会食品安全标准与监测评估司委托中国疾病预防控制中心营养与健康所组织编写《国民营养科普丛书》12册,其中《母婴营养膳食指导》《2~5岁儿童营养膳食指导》《6~17岁儿童青少年营养膳食指导》《职业人群营养膳食指导》和《老年人营养膳食指导》详细介绍了不同人群的营养需求和膳食指导;《常见食物营养误区》和《常见食品安全问题》对居民关注的营养与食品安全的热点问题及存在误区进行了详细解答;《身体活动健康指导》和《健康体重管理指导》详细介绍了不同人群的身体活动建议以及如何保持健康体重;《常见营养不良膳食指导》《糖尿病膳食指导》《心血管疾病膳食指导》针对不同疾病的营养需求给出了有针对性和实用性的指导。

　　丛书围绕目前我国居民日常生活中遇到的、关心的问题,结合营养食品科研成果和国内外动态,力求以通俗易懂的语言向大众进行科普宣传,客观、全面地普及相关营养知识。丛书采用一问一答、图文并茂的编写形式,努力做到深入浅出,整体形成一套适合不同人群需要,兼具科学性、实用性、指导性的营养科普工具书。

　　丛书由100多位营养学、医学、传播学及健康教育等相关领域的专家学者共同撰写,历经了多次研讨和思考,针对不同人群健康需求,凝练了近2 000个营养食品相关热点问题,分类整理并逐一解答。丛书以广大人民群众为主要读者对象,在编写过程中尽量避免使用专业术语,同时也可为健康教育工作者提供科学实用的参考。希望丛书的出版能够成为正确引导广大居民合理膳食的有益工具,为促进营养改善和慢性病防治、提升居民营养素养提供帮助。

编委会

2022 年 1 月

前　言

　　儿童营养和健康是每一位家长都非常关注的问题。从 2 岁起,孩子踏上成长新阶段,尤其是学龄前(2~5 岁)儿童,他们正处在生长发育的关键时期,科学合理的营养不仅有益于他们的生长发育,而且对孩子未来发展至关重要,将为他们日后的健康成长打下良好的基础。

　　学龄前儿童生长发育速率和婴幼儿相比略有下降,但仍处于较高水平,这个阶段的膳食营养不仅直接关系到儿童时期的生长发育,还可影响儿童少年乃至成人后发生营养相关疾病的风险。学龄前儿童摄入的食物种类和膳食结构已开始接近成人,这一阶段是饮食行为和生活方式形成的关键时期。和成人相比,学龄前儿童对各种营养素需要量较高,但他们的消化系统尚未完全成熟,咀嚼能力仍较差,因此其食物的加工烹调应和成人有一定的差异。与此同时,学龄前儿童生活自理能力逐渐提高,自主性、好奇心、学习能力和模仿能力增强,但注意力易分散,进食不够专注,该时期也是避免养成不健康生活方式的重要阶段。

　　在现实生活中,不少家长和其他看护人不了解学龄前儿童的生理和营养特点,在孩子营养和饮食方面存在诸多误区,面对孩子饮食方面出现的问题倍感焦虑,甚至滥用保健品和药物,严重影响孩子的身心健康。本书包括实际生活和工作中常见的学龄前儿童家长或其他看护人关心的常见饮食问题,力图用通俗易懂的语言一一解答,希望能对广大学龄前儿童家长和看护人有所帮助。

由于作者水平有限,加之时间仓促,书中错误在所难免,敬请同仁和读者不吝赐教。

主编

2022 年 1 月

目　录

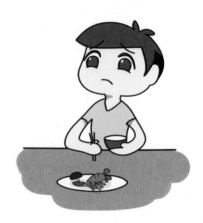

一、谈饮食之前，
你需要了解的知识

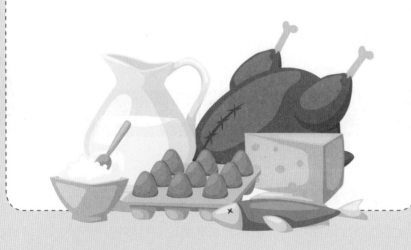

与 2 岁前的婴幼儿相比,2~5 岁儿童的生长速度减慢,但仍处于稳步增长状态,并且各组织、器官、系统的功能正在逐渐发育成熟,特别是大脑及神经系统发育逐渐趋于成熟,孩子的感知觉、认知和行为能力不断提升。孩子生长发育对营养状况的变化极为敏感,而其生长发育状况直接关系到青少年期和成人期发生肥胖和慢性病的风险。2~5 岁这一年龄段也称为学龄前期。因此,父母和看护人应该了解学龄前期儿童的特殊生理、心理和生长发育特点,为理解后面介绍的营养膳食知识打下基础。

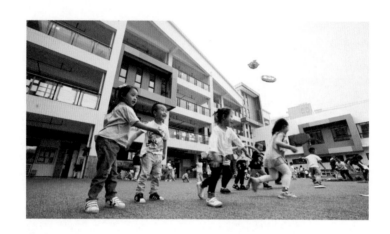

(一) 2~5 岁儿童生长发育的特点

1. 体格发育有什么特点

与婴儿期相比,2~5 岁儿童体格发育速度相对减慢,但仍保持稳步增长。其中,体重平均每年增长约 2 千克,2~3 岁身高增长 9 厘米,3~5 岁平均每年身高增长约 7~8 厘米;而头围生长速度自 2 岁后增长缓慢,2~3 岁增长 1.5厘米,3~18 岁中只增长 5~6 厘米。儿童头、脊柱和下肢等各部分增长速度并不一致，在各年龄段所占比例不同，2岁时身长中点在肚脐下，6岁时移到脐与耻骨联合之间，下肢骨的生长与身高增长有关。由于孩子的身高增长幅度大于体重，并且活动量增加，体力消耗也增加，因此父母会发现，孩子现在与婴儿期相比好像瘦了，也就是我们通俗讲的"抽条"啦。孩子下肢还可以出现生理性膝外翻和轻度平足，胫骨生长随年龄增长而逐渐变直，出现这种情况，家长不要着急。

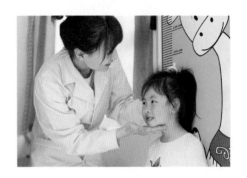

2. 神经系统发育特点有哪些

（1）神经系统发育逐步完善：从胎儿到出生后2年内是脑发育最快的阶段，2~5岁儿童大脑仍在快速生长，到6~7岁时大脑重量基本接近成人，可达到成人脑重的90%，此后大脑将缓慢增长，到20岁时停止增长。如果父母和看护人在此期给予孩子积极、恰当的养育，仍然可以增强大脑的功能，孩子会变得乐观和聪明。随着神经系统发育的逐渐完善，与婴儿相比，此期的孩子不易疲劳，睡眠时间减少。

（2）脑组织耗氧量较大：在安静的状态下，2~5岁儿童脑组织的耗氧量可占到全身耗氧量的50%左右，而成人中该比例仅为20%。因此，孩子对缺氧十分敏感，对缺氧的耐受力比较差。所以，父母和看护人应尽量避免孩子处于人多拥挤、空气流通不畅以及空气污浊的场所，保持孩子的生活环境空气清新。

（3）左右大脑半球功能表现出不对称性：一般来说，小婴儿右脑发育领先于左脑，因而此时表现为"左撇子"，通常在3岁左右，随着左脑优势的建立而逐渐转为"右撇子"。家长在此之前不要试图改变孩子的用手偏好，这样做不仅徒劳无功，还会影响孩子身心的健康成长。

小贴士：

"左撇子"还是"右撇子"？3岁左右，儿童的用手偏好才逐渐形成。家长在此之前不要去干涉。

3. 消化系统发育的特点是什么

(1) 味觉系统较成人发达:学龄前儿童舌头上感受味觉的味蕾较成人多,对各种味道十分敏感,因此,不要为孩子提供高盐、高糖、辛辣刺激的食物,避免损伤和钝化味蕾。

(2) 消化食物的能力逐渐接近成人:2 岁后儿童消化吸收蛋白质、脂肪和碳水化合物的能力基本接近成人,因此,应鼓励孩子自主进食多样化营养丰富的膳食。

(3) 口腔的咀嚼能力仅达到成人的 40%:3 岁儿童 20 颗乳牙已出齐,但乳牙的牙釉质薄,牙本质松脆,牙髓腔大,换牙也已开始,孩子的咀嚼功能很有限,无法完全适应固体食物,因此,不能过早进食家庭成人膳食,以免导致消化吸收功能紊乱,造成营养不良。同时,孩子的牙齿咬面窝沟多,应注意口腔清洁,预防龋齿。

(4) 对铅、镉等有害重金属的吸收能力比成人强:婴幼儿和儿童的小肠黏膜发育较好,吸收能力较强,特别在空腹或缺乏钙、铁、锌、维生素 C 等营养素时,孩子对铅、镉等有害重金属吸收增加,而他们的肝脏解毒能力相对成人较差,即使是微量的铁、锌缺乏,也可能发生铅中毒;因此,家长和看护人应给孩子提供富含铁、锌且营养均衡的膳食,还要经常清洗孩子的手、奶瓶和玩具,减少孩子接触到铅、镉等重金属的机会。

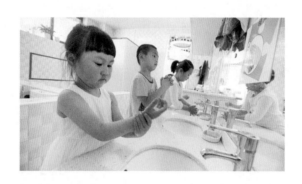

4. 心理行为发育有哪些特点

(1) 独立性不断增强:大多数儿童在 3 岁前日常行为能力已较完善,逐步建立自己的生活规律,能用语言表达身体需求,能够有效使用各种餐具,且可以坐在餐桌边与成人一起吃饭。

（2）注意力容易分散:即使到 5~6 岁,孩子的注意力也仅能持续约 15 分钟。注意力容易分散是其正常的行为特征,因此,孩子们在饮食行为上会表现出不专心进餐,吃饭时边吃边玩,延长进餐时间,可能存在食物摄入不足而导致营养素缺乏,也容易因卫生习惯不好而导致腹泻及消化功能紊乱,进而导致营养不良。

（3）好奇心强:孩子们表现出很强的探索欲望,因而对食物有广泛的兴趣。部分儿童会表现出对食物的特殊偏好,只要他选择的是健康食物,不用刻意纠正。

（4）自主性强:父母常常感觉这个年龄段的孩子变得不那么"听话"了,凡事都要"自己来",在饮食行为上常表现为自我做主,对父母要求其进食的食物产生反感甚至厌恶,可能出现挑食偏食等不良饮食行为,从而导致营养不良。

（5）模仿能力强:父母和养护人是孩子模仿的主要对象。通过观察成年人和其他儿童进食并与他们互动,孩子们很快就能学会进食规则以及餐桌礼仪。因此,父母和养护人进食的方式、进食的偏好、对孩子进食的控制等均可对孩子们进食行为产生很大影响。

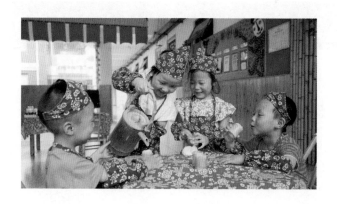

5. 生长痛是怎么回事

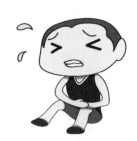

（1）生长痛的表现:有些 2~12 岁的儿童,会出现下肢肌肉性疼痛,最常见的发生部位是膝关节周围或小腿前侧。这些部位没有任何外伤史,活动也正常,局部组织无红肿、压痛。疼痛多发生在夜间,甚至痛得难以忍受。

(2) 生长痛的原因:儿童活动量大、长骨生长较快与局部肌肉和肌腱的生长发育不协调而导致生理性疼痛。

(3)生长痛的处理:出现这种情况时,家长可带孩子到医院检查,在排除了其他疾病后,可确定是生长痛。生长痛不是病,家长不必过分担心,一般不需要特殊治疗,它伴随孩子的成长会自然消失。当孩子疼痛发作时,家长可以采取转移注意力、局部按摩、热敷、减少剧烈运动等方式来帮助孩子减轻疼痛程度。同时,在保证均衡饮食的基础上,增加富含蛋白质、钙、维生素 D、维生素 C 等营养素的食物,促进孩子骨骼生长。

小贴士:

生长痛不是病,家长不必过分担心,一般不需要特殊治疗,它伴随孩子的成长会自然消失。

（二）2~5 岁儿童生长发育的评价

1.怎样判断孩子的体格生长是否正常

体格生长评价应包括发育水平、生长速度、匀称度三个方面。

(1) 发育水平:包括所有单项体格生长指标,如体重、身高、头围、胸围、上臂围等,将孩子某一年龄时的某一项指标测量值与人群参考值比较,即得到该孩子此项指标在此年龄的发育水平。

(2) 生长速度:是对孩子某一单项体格生长指标(身高、体重等)进行

小贴士:

身高、体重的粗略估计公式为:

2 岁 ~ 青春前期的体重(千克) = 年龄(岁)×2+8

2 岁 ~ 青春前期的身高(厘米) = 年龄(岁)×7+75

定期连续测量，即可得到孩子此项体格生长指标的生长速度。这种动态纵向观察方法可发现每个孩子自己的生长轨道，及时发现生长偏离，加以干预。

(3)匀称度：是对体格发育各指标之间的关系进行评估，如坐高／身高比可反映下肢发育状况，评价身材是否匀称。

2. 如何判断孩子是否生长迟缓、消瘦、超重和肥胖

身高与体重测量是最常用的孩子体格生长评价指标，同时也是反映远期、近期营养状况的常用指标。推荐使用世界卫生组织年龄别身长／身高、年龄别体重(附录4)进行评价，当孩子的年龄别身长／身高 <P_{3rd} 提示存在生长迟缓。

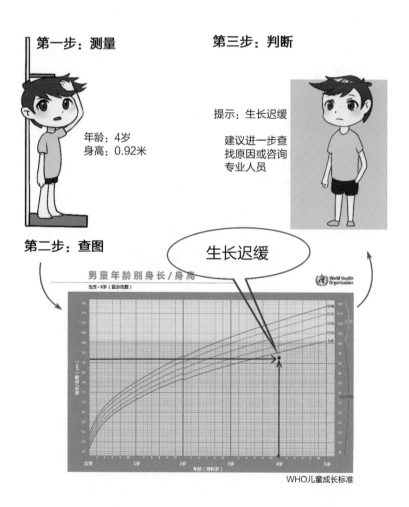

WHO儿童成长标准

学龄前期是超重和肥胖的好发年龄段,国际上推荐使用身高别体重和年龄别体质指数(BMI)作为评价儿童肥胖首选指标。当孩子的年龄别 BMI<P_{3rd} 为消瘦,P_{85th}~P_{97th} 为超重,≥P_{97th} 为肥胖。

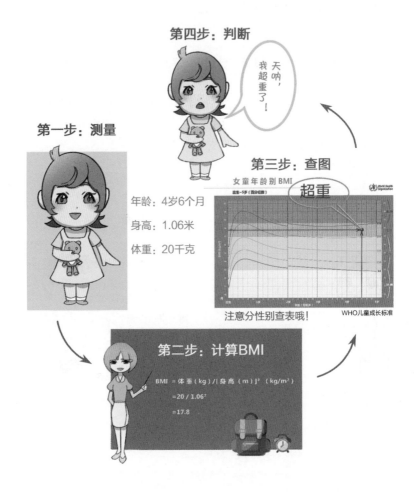

3. 孩子头发又黄又少是怎么回事

(1)头发生长遵循一定的生长周期,并不能直接反映营养状况:孩子头发的多少与遗传、孩子的生长发育阶段、营养状况、是否患有疾病等因素都有关,小时候的头发少不代表长大后头发也少。孩子在胎儿时期就长着胎发,随着年龄的增长,胎发会逐渐脱落并长出新的头发,但头发的生长需要时间,所以有些孩子小时候头发稀疏,但长大后头发会逐渐浓密起来。

（2）营养状况影响头发生长：如果孩子缺乏微量元素或者维生素、患有新陈代谢疾病等，可能会出现头发稀少，但通常都伴有其他病症，比如，牙齿、指甲、皮肤或生长情况（如身高、体重）出现问题。这时需要家长带孩子到医院进一步检查，明确病因、对症

小贴士：

只要孩子生长发育正常，家长就不要担心孩子的头发是否浓密。

治疗，一旦消除了病因，孩子的头发生长会逐渐恢复正常。如果孩子只是纯粹头发较稀疏，但健康成长，没有其他症状，那么家长不必担心，特别不建议家长给孩子剃光头，因为孩子的皮肤非常娇嫩，在剃头的时候孩子可能乱动容易伤到头皮，引起感染，甚至破坏毛囊，反而影响头发生长。

4. 影响孩子生长发育的因素有哪些

（1）内因和外因：内因包括遗传，如性别、内分泌激素水平、父母的身高等；外因包括各种环境因素，如营养膳食、体育锻炼和训练等。

（2）健康状况：疾病可能会影响儿童食欲，发热、腹泻会引起营养素消耗增加，药物会影响营养素肠道吸收率或机体利用率。因此患病儿童的体重、身高可明显低于同龄儿童，出现生长发育迟缓。

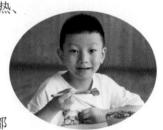

在这些影响因素中，营养和膳食无疑是最为重要和明确的因素，其他因素对机体发育的作用都无一例外地要通过影响营养素的利用而表现出来。

5. 什么是追赶生长

（1）追赶生长的定义：追赶生长又称"补偿生长"，是那些因病理因素导致生长迟缓的儿童在去除这些因素后出现的生长加速现象。如在生长过程中发生疾病、营养不良等因素，就可能出现生长迟缓，导致儿童生长曲线偏离原来的轨道。当这些因素消除以后，孩子会以超出同龄人一般水平的速度来加速生长，使生长曲线回到受损之前或遗传确定的轨道上去。很多家长会发现，孩子病好了以后，胃口会变好，同时身高和体重明显增长，其实这就是"追赶生

长"现象。早产儿和低出生体重儿通过加速生长提升生长水平,缩小与同龄儿童的差距,使体格和智力发育逐渐恢复到正常水平,也是一种"追赶生长"。

(2)追赶生长的结局:由于不利因素发生的年龄、持续时间、严重程度不同,追赶生长的结局也不同。一部分孩子表现出完全性追赶生长,即生长水平恢复到原来甚至更高,另一部分孩子则表现为部分性追赶生长,生长水平仍较低。一般来讲,生长迟缓发生的年龄越小、持续时间越长、程度越严重,追赶生长的结局就越差。在孩子"追赶生长"期间,家长应尽可能给孩子提供均衡的营养、充足的睡眠和适量的运动,让孩子最大限度地发挥潜能,达到遗传确定的水平。

小贴士:
　　在孩子"追赶生长"期间,家长应尽可能给孩子提供均衡的营养、充足的睡眠和适量的运动。

6. 如何避免成为小·胖墩

(1)认识到儿童肥胖的危害。儿童肥胖不仅会影响生长发育,还与其成年后发生冠心病、高血压、糖尿病、胆石症、痛风等密切关联,对其未来健康造成威胁,给个人、家庭和社会带来沉重负担,因此,儿童肥胖预防应从小抓起。

(2)学龄前期是儿童饮食行为形成的关键时期。培养健康的饮食习惯,家长和幼儿园老师要提高营养健康素养,使其能够为孩子合理选择、搭配和烹调食物,保证食物多样化,减少在外就餐。培养和引导儿童规律就餐、幼儿自主进食行为,教育儿童不挑食、不偏食,学会合理搭配食物和选择零食。

(3)积极开展身体活动,减少久坐行为。营造良好的家庭体育运动氛围,积极引导孩子进行户外活动和体育活动。保证幼儿园幼儿每天的户外活动时间不少于2小时,其中体育活动时间不少于1小时,除睡觉外尽量避免孩子有连续超过1小时的静止状态,即孩子每坐1小时,都要让孩子进行身体活动。提倡家长与孩子共同运动,创造必要的条件促进运动日常化、生活化。限制儿童使用电子屏幕产品时间。

(4)保证充足的睡眠。现代科学研究表明,睡眠时间不足的儿童更容易发生肥胖。按照中华人民共和国卫生行业标准《0岁~5岁儿童睡眠卫生指南》(WS/T 579-2017)的推荐,1~2岁儿童每天睡眠时间为11~14小时,3~5

岁儿童为 10~13 小时。

(5) 开展定期的身高和体重监测。一旦发现孩子超重肥胖,家长及幼儿园老师可以共同参与,尽早开始以吃动平衡为主的有效干预。另外要注意,针对已经超重肥胖的儿童,严禁使用饥饿或变相饥饿疗法和服用减肥药或饮品。

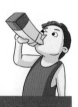

(三) 良好的喂养方式

1. 为什么要倡导顺应喂养

(1) 顺应喂养是婴幼儿良好养育模式的关键原则:心理学研究显示,顺应喂养可以促进父母与婴幼儿之间的情感联结,有助于父母与孩子之间建立良好的依恋关系,从而促进孩子的认知能力和心理行为的发育,使他们获得最佳的健康和生长发育。

小贴士:
学龄前儿童的饮食行为与婴幼儿期的喂养方式密切相关。

(2) 顺应喂养强调"孩子与看护者之间的相互作用":顺应养育倡导父母细心观察婴幼儿的需求,解读孩子以动作、表情、声音等发出的各种信号,在搞懂所表达的意思后,父母作出及时、有针对性、恰当的反应,从而满足孩子的需求。

(3) 顺应喂养有助于增强婴幼儿对喂养的注意与兴趣:婴幼儿有天然的感知饥饱、调节能量摄入的能力。在婴幼儿喂养过程中,父母及时感知孩子发出的饥饿或饱足的信号,充分尊重孩子的意愿,耐心鼓励,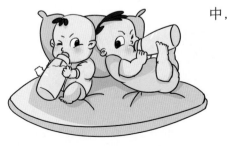但决不能强迫喂养,这样可以增进婴幼儿对饥饿或饱足感的体会和关注,激发婴幼儿以独特和有意义的信号与父母沟通交流,并促进婴幼儿逐步学会独立进食。相反,长期过量喂养或喂养不足可导致婴幼儿对饥饱感知能力的下降,进而造成超重肥胖或消瘦,甚至生长迟缓。而婴幼儿期生长发育出现的问题很可能延续到学龄前期。

2. 顺应喂养的原则和具体做法是什么

（1）原则：

1）父母为主导,按时为孩子提供健康、安全,质地、口味等符合孩子特点的合适食物。

2）允许孩子在父母准备的食物中挑选喜爱的食物,允许幼儿尝试自己进食,7~8月龄的孩子要允许他们用手抓食,再大一点让他们使用合适的餐具,鼓励孩子以语言或其他信号发出进食或拒绝进食的请求。

3）父母对孩子发出的饥饿和饱足的信号应该给予及时的回应,对他们尝试自己进食的请求也应该给予正面的回应。

4）孩子在良好的互动中完成进食。

（2）具体做法：

1）面对面喂养:父母可及时了解孩子的需求,准确理解他们饱足或饥饿的信号,并作出有针对性的回应。

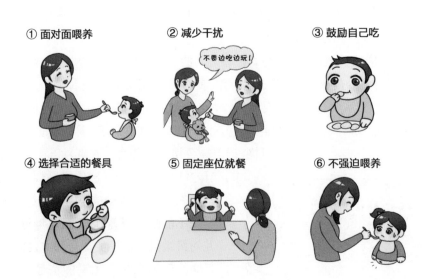

2) 尽量减少对孩子注意力的干扰:进食时不看电视,不玩玩具,不逗引等。

3) 鼓励自己吃:根据孩子不同年龄,鼓励抓食,或使用餐具进食。

4) 选择合适的餐具:使用固定的小碗、盘子,这可以帮助父母了解孩子的进食量;同时可根据孩子的不同年龄,选择适合使用的小勺等。

5) 固定座位就餐:让孩子尽早加入家庭用餐,并有固定的座位。

6) 不强迫喂养:父母应耐心鼓励孩子多吃,但不能强迫进食。

二、孩子的营养需要,你应该知道

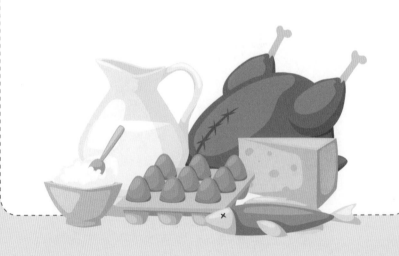

我们获得并利用食物的过程称为营养。食物中经过消化、吸收和代谢能够维持人体生命活动的物质称为营养素。食物成分非常复杂，仅就营养素而言，有的在体内可以合成，有的在体内不能合成。营养学上称体内不能合成的营养素为"必需营养素"。2~5岁儿童所需的营养素不仅要维持其生命活动，还要保障他们健康地生长发育，加之此期儿童的活动量增多，因此，按体重计，他们需要的能量和各种营养素的量相对比成人高。所以，孩子容易缺乏铁、锌、碘、钙等营养素，因此应特别注意加强饮食和身体监测，通过合理搭配饮食以摄入充足的营养素和其他有益健康的食物成分。

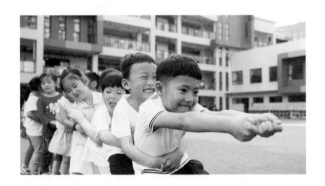

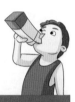

（一）2~5岁儿童的营养需要

1. 孩子究竟需要哪些必需营养素和食物成分

同成人一样，2~5岁儿童必需营养素有42种，可分为6大类，即水、蛋白质、脂类、碳水化合物、矿物质和维生素。6大类营养素根据需要量或体内含量多少又可分为：①宏量营养素，即蛋白质、脂类、碳水化合物和水；②微量营养素，即矿物质和维生素；矿物质中包括常量元素和微量元素。必需营养素包括蛋白质中的 9 种必需氨基酸，脂类中的 2 种不饱和脂肪酸，7 种常量元素，8 种微量元素，14 种维生素，加上碳水化合物和水，共 42 种，详见表 1。这 42 种营养素中的任何一种都不能缺乏，否则将会影响相关的生理功能或出现营养缺乏病。另外，还有膳食纤维及其他植物化学物等膳食成分对维持健康也很必要。

小贴士：

排在食物营养素最前面的是水；产能营养素包括碳水化合物、脂肪和蛋白质；调节营养素是维生素和矿物质。

表 1   人体的必需营养素

氨基酸	脂肪酸	碳水化合物	常量元素	微量元素	维生素	水
异亮氨酸	亚油酸		钾	碘	维生素 A	
亮氨酸	α-亚麻酸		钠	硒	维生素 D	
赖氨酸			钙	铜	维生素 E	
蛋氨酸			镁	钼	维生素 K	
苯丙氨酸			硫	铬	维生素 B_1（硫胺素）	
苏氨酸			磷	钴	维生素 B_2（核黄素）	
色氨酸			氯	铁	泛酸（维生素 B_3）	
缬氨酸				锌	烟酸（维生素 B_5）	
组氨酸					维生素 B_6	
					生物素	
					叶酸	
					维生素 B_{12}	
					胆碱	
					维生素 C	

2. 为什么说水是人体不可或缺的营养素

水是人类赖以生存、维持基本生命活动的物质。水给身体每个细胞带来它们所需的营养成分；水可以作为溶解矿物质、维生素、氨基酸、葡萄糖和其他小分子的溶剂；水可以清除组织和血液中的垃圾；水还可以作为关节的润滑剂，为眼睛、脊髓、关节提供缓冲保护，还帮助维持体温。因此，身体中的水是所有营养素和废物运输工具，没有水，细胞会很快死亡。有试验证明，一个人只喝水不吃饭仍能存活几十天，但如果几天不喝水则无法生存，可见水对人体健康的重要性。

3. 能量从哪里来

（1）能量来自三大产能营养素：食物中的碳水化合物、脂肪与蛋白质，它们经过消化、吸收后，最后转化成能量，供身体的各种需要。不同的孩子根据他们的活动量不同，能量需要有所不同，男女孩子之间也不一样。一般情况下，同龄的男孩所需能量高于女孩。三大营养素所提供的能量与总

小贴士：
产能营养素：可为身体提供能量的营养素。它们中有一些成分也是建造机体的原材料。

能量的摄入量之间也应有适当的比例。在学龄前儿童阶段，碳水化合物提供的能量应占总能量的 50%~65%、脂肪占 35%（2~3 岁）或 20%~30%（4~5 岁）、蛋白质占 13%~15%。

（2）三大产能营养素：

1）碳水化合物：是人类最经济和最主要的能量来源。对维持神经系统和心脏的正常供能、增强耐力、提高工作效率都有重要意义。碳水化合物主要来自粮谷类和薯类。

2）脂肪：当其重量与蛋白质和碳水化合物相同时，它产生的能量最多。此外，它既是人体组织的重要组成部分，又是机体吸收脂溶性维生素的必需条件。更重要的是，孩子在生长发育过程中所需的"必需脂肪酸"，只能由脂肪来提供。必需脂肪酸（亚油酸、α- 亚麻酸）对儿童免疫功能的维持以及大脑和神经髓鞘的发育和形成具有重要作用。人类膳食脂肪主要来源于动物性的脂肪组织和肉类，以及坚果和植物的种子。

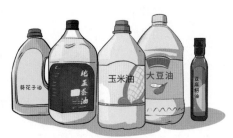

3）蛋白质：是机体细胞组织和器

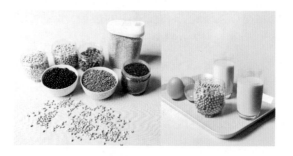

官的重要组成成分,它参与组成了人体细胞、肌肉、毛发、血液等,可以毫不夸张地说,没有蛋白质就没有生命。蛋白质也是体内供能物质。蛋白质的食物来源可分为植物性食物和动物性食物来源两大类。

4. 什么是必需氨基酸和优质蛋白质

(1)必需氨基酸:在人体内不能合成或合成速度不能满足机体需要,必须由膳食供给的氨基酸,称为必需氨基酸。蛋白质由基本单位氨基酸构成,组成人体蛋白质的氨基酸有20种(表2),其中大部分可在人体内合成,属于非必需氨基酸,但有9种氨基酸属于必需氨基酸。

小贴士:

　　非必需氨基酸并不是人体不需要,只是可在人体内合成,食物中缺乏了也没关系。

表2　人体内的氨基酸

必需氨基酸	非必需氨基酸	条件必需氨基酸
异亮氨酸	天门冬氨酸	半胱氨酸酰胺
亮氨酸	天门冬酰胺	酪氨酸
赖氨酸	谷氨酸	精氨酸
蛋氨酸	谷氨酰胺	
苯丙氨酸	甘氨酸	
苏氨酸	脯氨酸	
色氨酸	丝氨酸	
缬氨酸	丙氨酸	
组氨酸		

（2）优质蛋白质：在必需氨基酸的种类和含量上，食物蛋白质与人体蛋白质越接近，必需氨基酸被机体利用的程度就越高，营养价值也相对较高，这种食物蛋白质称为优质蛋白质。

（3）食物来源：鱼、禽、蛋、瘦肉和奶类等动物性食品和大豆等植物性食品是优质蛋白质的重要来源。

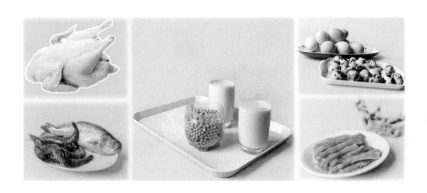

5. 什么是蛋白质的互补作用

两种或两种以上食物蛋白质混合食用，其中所含有的必需氨基酸取长补短，相互补充，达到较好的比例，从而提高蛋白质利用率，称为蛋白质互补作用。例如，因为玉米、面粉、小米、大米蛋白质中赖氨酸含量较低，蛋氨酸相对较高；而大豆中的蛋白质恰恰相反，玉米、小米、大豆单独食用时，蛋白质的利用率都不高，如将玉米、面粉、大豆混合食用，混合食用时赖氨酸和蛋氨酸可相互补充，蛋白质的利用率可提高20%左右；若在植物性食物的基础上再添加少量动物性食物，蛋白质的利用率还会提高，如面粉、小米、大豆和牛肉混合食用，蛋白质的利用率可提高30%以上，可见动物性和植物性混合食用比单纯植物混合还要好。

 小贴士：

为充分发挥食物蛋白质的互补作用，在调配膳食时，应遵循三个原则：①动物性和植物性食物之间的混合比单纯植物性食物之间的混合要好；②搭配的种类愈多愈好；③食用时间愈近愈好，同时食用最好。

6. 如何理解孩子需要的优质蛋白质高于成人

孩子需要的优质蛋白质高于成人，并不是就蛋白质的绝对量来说的，而是按每千克体重计的相对量。人体内的蛋白质始终处于不断代谢和更新之中，由于孩子在生长发育期间，个子不断长高，各个组织器官不断发育成熟，他们不仅需要蛋白质维持生命和健康，还需要蛋白质来满足生长发育的需要。研究发现，年龄对必需氨基酸的需要量有影响，如按每千克体重计，婴儿时期需要量最多，每天可达 714 毫克／千克体重，随着年龄的增长，需要量逐渐减少，至 2 岁幼儿，为 352 毫克／千克体重，10~12 岁，为 261 毫克／千克体重，成人仅为 84 毫克／千克体重。因此，孩子们需要富含必需氨基酸的优质蛋白质相对来说要远远高于成年人，必须经常给孩子吃富含优质蛋白质的动物性食物和大豆及其制品，才能有利于他们的健康成长。

7. 如何理解膳食中脂肪酸比例应该达到 1:1:1

从人体健康要求看，人体对食用油中各类脂肪酸的比例有一定的要求。脂肪酸提供的能量应为人体所需总能量的 20%~30%，其中饱和脂肪酸应小于 10%，单不饱和脂肪酸约 10%，多不饱和脂肪酸约 10%。这三个"10%"的比例就是食用油中的饱和脂肪酸、单不饱和脂肪酸、多不饱和脂肪酸三者比例大体为 1:1:1。

一般来说，某一种食用油中的饱和脂肪酸、单不饱和脂肪酸、多不饱和脂肪酸的比例很难达到 1:1:1。不同动植物油中，脂肪酸的构成不同，各具营养特点。如橄榄油、茶油、菜籽油的单不饱和脂肪酸含量较高，玉米油、葵花子油则富含亚油酸，胡麻油（亚麻籽油）中富含亚麻酸。因此应该经常更换烹调油的种类，食用多种植物油。

8. 为什么要警惕食物中的非天然反式脂肪酸

（1）非天然反式脂肪酸对人体健康有危害：这种反式脂肪酸摄入量多时可升高低密度脂蛋白，降低高密度脂蛋白，增加患动脉粥样硬化和冠心病的风险。非天然反式脂肪酸还可干扰必需脂肪酸代谢，可能影响儿童的生长发育及神经系统健康。部分氢化的植物油可产生反式脂肪酸如氢化油脂、人造黄油、起酥油中都含有一定量的反式脂肪酸。

（2）天然反式脂肪酸对人体有好处：这种反式脂肪酸不但对人体没有害处，还可以减少体内脂肪堆积，在脂肪和葡萄糖代谢中起作用。天然反式脂肪酸一般存在于牛奶等奶制品中，对天然反式脂肪酸我们可以放心食用。

（3）反式脂肪酸的限量值：《中国居民膳食营养素参考摄入量（2013版）》提出"我国2岁以上儿童和成人膳食中来源于食品工业加工产生的反式脂肪酸的最高限量为<1%的总能量"，大致相当于不超过2克。

小贴士：

反式脂肪酸是所有含有反式双键的不饱和脂肪酸的总称。它分为两种：天然反式脂肪酸和非天然反式脂肪酸。

小贴士：

为避免摄入过多的反式脂肪酸，应选购食品配料表中无氢化和/或部分氢化油脂或生产过程中未使用氢化油脂的食品。避免植物油长时间高温加热，减少煎炸食品的摄入。

9. 果糖真的有害吗

不一定。

（1）果糖是一种普遍存在的单糖：在天然饮食中，果糖主要存在于水果和一些蔬菜中，同时也可由蔗糖或其他糖水解而来。由于果糖是甜度最高的天然糖，所以常被添加到加工食品和饮料中，如糖果、番茄酱、含糖饮料。

小贴士：

果糖是单糖的一种，像其他类型的单糖一样，过量摄入才会引发健康问题，适量摄入对人体无害。

（2）过量的果糖是有害的：在维持营养丰富的饮食的前提下，健康人摄入适量（小于80克）的果糖是安全的。但对于肥胖、胰岛素抗性或糖尿病的人群来说，与其他糖类一样，过度食用果糖是无益的，尤其是果糖制品，如高果糖浆、玉米糖浆等。过量食用果糖会增加肥胖、高血压、2型糖尿病、高尿酸血症、痛风和代谢综合征等多种慢性疾病的发生风险。研究表明，果糖是引起儿童非酒精性脂肪性肝病的驱动因素，大量的证据和意见建议，要控制儿童糖和果汁的摄入。美国儿科学会建议婴儿不要喝果汁，以控制儿童糖的摄入。

（3）关于水果中含有的果糖：100 克新鲜水果含糖量大部分为 10 克左右，同时，水果还含有丰富膳食纤维，膳食纤维可减缓机体对果糖的吸收，让

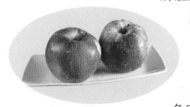

肝脏充分代谢果糖，降低果糖转化为脂肪的可能。

因此，按照《中国居民膳食指南（2016）》推荐 2~3 岁儿童每日食用 100~200 克新鲜水果，4~5 岁 150~250 克，成人 200~350 克，照此标准，不用担心水果中的果糖会带来健康危害。

10. 膳食纤维对孩子重要吗

膳食纤维对孩子很重要，但相对成人来说，摄入量应该少一些。

（1）膳食纤维对健康的好处：可以改善肠道功能，改善便秘，预防儿童肥胖，有助于排出有毒重金属元素，提高人体免疫能力，改善和增进口腔、牙齿健康等作用。因此孩子也需要一定量的膳食纤维。

（2）过量摄入膳食纤维对健康不利：孩子的胃容量有效，过多的

小贴士：

膳食纤维是植物的一部分并不被人体消化的一大类碳水化合物，又被称之为"第七类营养素"。膳食纤维按溶解性可分为水溶性膳食纤维和水不溶性膳食纤维两大类。

膳食纤维会在满足孩子营养需求前塞满孩子的胃，影响食欲，阻碍钙、铁、锌等营养素的吸收，可能导致营养不良。因此孩子的每日膳食纤维摄入量应较成人（25~35 克）适当减少，2~5 岁的学龄前儿童膳食纤维摄入量应约为 10~14 克 / 天。

（3）食物来源：粗粮杂粮、新鲜水果的膳食纤维含量要高一些，坚果中的花生核桃等都是富含膳食纤维的食物。

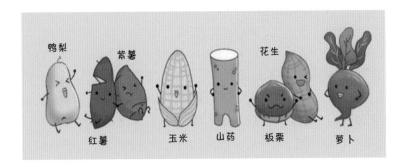

常见高膳食纤维食物见表3。

表3　常见高膳食纤维食物

单位：克/100克

食物	总膳食纤维	食物	总膳食纤维
海苔	46.4	馒头	4.4
山核桃(熟)	20.2	空心菜	4.0
玉米糁(黄)	14.4	甘蓝	3.9
燕麦片	13.2	冬枣	3.8
葵花子(熟)	12.1	小麦面粉	3.7
杏仁(熟)	10.3	西蓝花	3.7
雪菜	8.3	黄豆芽	3.6
豆腐干	6.8	蚕豆(煮)	3.6
黑贡枣	6.4	韭菜	3.6
籼米	5.9	茄子	3.0
荞麦面	5.5	芦笋(绿)	2.8
荔枝(干)	5.3	辣椒(青)	2.5
西芹	4.8	红薯	2.2
四季豆	4.7	香蕉	1.8
腐竹	4.6	山竹	1.5
小米(黄)	4.6	土豆	1.2

11. 什么是维生素

维生素是维持人体正常生命活动所必需的一类有机化合物。其在体内含量极微，但在机体的代谢、生长发育等过程中起重要作用。它们的化学结构和性质虽不相近，但有共同特点：①均以维生素本身或可被机体利用的前体化合物（维生素原）的形式存在于天然食物中；②非机体结构成分，不提供能量，但担负着特殊的代谢功能；③一般不能在体内合成（维生素 D 例外）或合成量太少，必须由食物提供；④人体只需少量即可满足，但绝不能缺少，否则缺乏至一定程度，可引起维生素缺乏症。在营养学上，一般按其溶解性分为两大类，即脂溶性维生素和水溶性维生素。脂溶性维生素有维生素 A、维生素 D、维生素 E 和维生素 K 等；水溶性维生素有维生素 B_1、维生素 B_2、维生素 B_6、维生素 B_{12}、维生素 PP（烟酸）、维生素 C、叶酸、泛酸等。

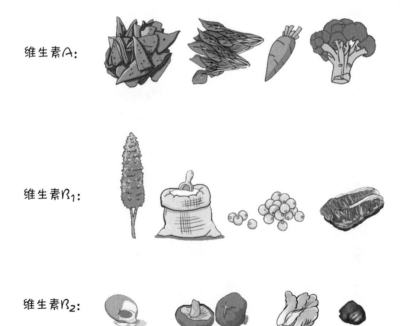

维生素A：

维生素B_1：

维生素B_2：

12. 什么是植物化学物质

植物化学物质是食物中已知必需营养素以外的化学成分,这些成分有助于预防慢性病,因其来源多为植物,故泛称植物化学物质。这些植物化学物质具有抗氧化作用、调节免疫力、抑制肿瘤、抗感染、降低胆固醇、延缓衰老等多种生物生理功能,因此,具有保护人体健康和预防心血管疾病和癌症等慢性疾病的作用。下列食物中含丰富的植物化学物质:柑橘类水果、食品调料、香料和一些植物油、黄豆、西蓝花、卷心菜、甘蓝等十字花科蔬菜、香菇、木耳、银耳、胡萝卜、芹菜、西红柿、菠菜、葱蒜、枸杞、苹果、梨、红葡萄、樱桃、黑莓、桃、杏等水果和茶叶等。

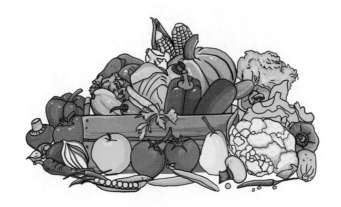

(二) 2~5 岁儿童容易缺乏的营养素

2~5 岁儿童容易缺乏的营养素如下图所示。

营养素	被需求	来源
钙	骨骼与牙齿 血液系统 神经系统 肌肉运动 免疫系统 生长发育	
铁	血液系统 能量代谢 肌肉运动	
锌	生长发育 免疫系统 生殖系统 眼	
碘	神经系统 脑功能 生长发育	
维生素A	眼 皮肤 免疫系统 消化系统 神经系统 肌肉系统	
维生素D	骨骼 钙吸收 神经系统 肌肉系统	
维生素B_2	神经系统 眼 皮肤 口腔	
维生素B_{12}	神经系统 血液系统 口腔 皮肤	

1. 为什么孩子需要足够的钙

（1）钙对保证骨骼的正常生长发育和维持骨健康起着至关重要的作用：钙是人体内含量最多的矿物质,人的生命从胚胎形成起至老年时期都离不开钙。由于学龄前儿童的生长发育旺盛,个子在不断长高,对钙的需要量相对较大,补充足够的钙才能满足他们的骨骼增长需要。如果缺钙或钙不足可导致孩子骨骼发育不良,不仅长不到理想的身高,还会增加成年后患骨质疏松和骨折的风险。目前,国际上公认的预防骨质疏松症的最佳方法是提高成年期骨密度,但这需要从儿童期做起。

（2）钙的需要量和食物来源：为满足学龄前儿童骨骼生长,2~3 岁钙需要量为 600 毫克／天,4~5 岁为 800 毫克／天。奶及奶制品含钙丰富,吸收率高,是儿童补钙的最理想来源。大豆、黑豆和豆腐含钙也较丰富。农村地区奶的来源有限,可通过每日进食大豆及其制品补充钙。此外,芝麻、小虾皮、连骨吃的小鱼、海带等也含有一定的钙,宜经常摄入。某些蔬菜,如菠菜、苋菜含钙丰富,但因为草酸的影响,导致钙的吸收率低,通过烹调前焯水的方式减少草酸摄入,可增加钙的吸收和利用。

2. 孩子容易出现铁缺乏的原因是什么

（1）铁缺乏的原因：①儿童生长发育快,需要的铁较多；②儿童和成人不同,对铁需要更多依赖食物补充；③学龄前儿童膳食中奶类食物仍占较大比重,相对来说,进食其他富含铁的食物较少,而奶含铁量较少,容易导致铁缺乏。

（2）铁缺乏的危害：铁是血液的重要成分,是儿童生长发育过程中不可或缺的矿物质。铁缺乏引起缺铁性贫血是儿童期常见的疾病。铁缺乏的早期表现还包括头发枯黄、倦怠乏力、不爱活动或易烦躁、注意力不集中、对周围不感兴趣、记忆调节过程障碍等。缺铁性贫血患儿的常见临床表现为皮肤黏膜苍白,以唇、口腔黏膜、甲床最为明显,还会由于容易犯困、注意力不集中,从而导致学习能力差。缺铁性贫血长期得不到纠正，还可能会影响儿童的智力和体格发育。

（3）铁的需要量和食物来源：2~3 岁铁需要量为 9 毫克／天，4~5 岁为 10 毫克／天。含铁丰富的食物有动物内脏、动物血、瘦肉、蛋和黄豆粉等，尤其是动物肝脏，是铁的最佳食物来源，每周吃 25~50 克猪肝即有预防缺铁性贫血的作用。由于植物性铁的吸收需要维生素 C 的协同作用，新鲜的蔬菜和水果含有大量的维生素 C，所以，还要常吃新鲜的蔬菜和水果。

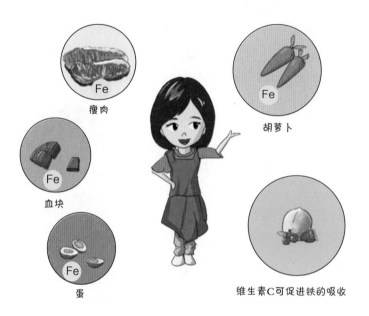

瘦肉

胡萝卜

血块

蛋

维生素C可促进铁的吸收

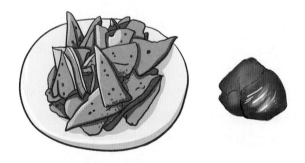

3. 为什么需要关注孩子的锌摄入

（1）锌是儿童生长发育过程中不可或缺的矿物质。锌参与蛋白质合成、细胞生长、分裂和分化等过程，能促进生长发育，增强机体免疫功能，促进脑发育与维持认知功能，还能促进创伤愈合等。

（2）我国部分儿童存在边缘性锌缺乏的问题。由于锌的膳食摄入量降低、吸收利用减少、生长发育导致锌需要量增加，会出现锌缺乏。锌缺乏儿童常出现味觉下降、厌食甚至异食癖，嗜睡、面色苍白，抵抗力差而易患各种感染性疾病等，严重者导致生长迟缓、生殖器发育障碍。

（3）锌的需要量和食物来源：2~3 岁锌需要量为 4 毫克 / 天，4~5 岁为 5.5 毫克 / 天。锌较好的食物来源是贝类食物，如牡蛎、扇贝等，锌的含量和利用率均较高；其次是动物内脏，尤其是动物肝脏，以及蘑菇、坚果类和豆类；肉类食品中，以红肉相对较多，蛋类也含有一定量的锌。

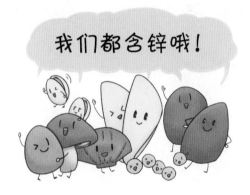

我们都含锌哦！

4. 为什么要注意补充适量而不过量的维生素 A

（1）维生素 A 的好处：①促进生长、促进蛋白质合成；②保护视力；③维持神经系统的正常功能；④促进骨骼及牙齿发育；⑤抗感染。儿童补充维生素 A 能够起到促进生长发育、保护身体健康的作用。

（2）过量维生素 A 有害健康：

1）视觉毒性：动物研究结果表明，高浓度的维生素 A 可能通过增加黄斑中脂褐素沉积的速度来加速视力丧失。

2）肝肾毒性：有研究表明，长期过量服用维生素 A 可能通过脂质过氧化作用造成肝肾损伤。

3）生殖毒性：动物实验表明，过量服用维生素 A 可能导致精子畸形，且维生素 A 剂量越大，精子畸形概率越高。

4）发育毒性：长期超量摄入维生素 A 的儿童会出现骨骺提前闭合（人就长不高）、厌食、贫血等症状。

（3）维生素 A 的需要量和食物来源：2~3 岁维生素 A 需要量为 310 微克 / 天，4~5 岁为 360 微克 / 天。维生素 A 多存在于动物性食品中，如动物的内脏（其中以肝脏的含量最高）、鱼肝油、全奶、禽蛋等。动物性食品供应较少的农村地区，可依靠植物性食物中的胡萝卜素，主要存在于深色蔬菜和水果中。

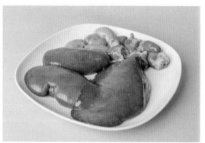 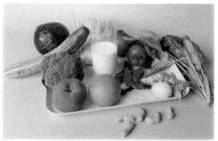

5. 增加户外活动就可满足孩子对维生素 D 的需要吗

不能完全满足。

（1）维生素 D 的重要性：维生素 D 是人体钙磷调节的重要元素，在骨骼发育过程中起着至关重要的作用，而儿童缺乏维生素 D 会导致佝偻病的发生，佝偻病的患儿往往身材矮小，骨骼变形，甚至智力也会受到影响。其次，缺乏维生素 D 会导致儿童因缺钙而经常性地出现手足抽搐。

（2）维生素 D 的来源：

1）阳光照射：和其他维生素不同，人体可通过皮肤接受紫外线照射而合成维生素 D，在阳光中紫外线的照射下，皮肤中的 7- 脱氢胆固醇转化为维生素 D_3 前体，随后转化为维生素 D_3。因此阳光照射是人体维生素 D 的主要来

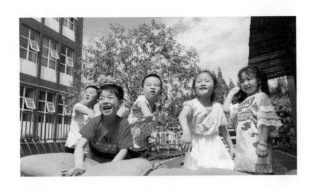

源，占体内维生素 D 的 80% 左右。所以增加户外活动，接受阳光照射是儿童补充维生素 D 的最主要方式。

2) 食物来源：饮食也是维生素 D 的来源，2~5 岁儿童维生素 D 膳食需要量为 10 微克／天。但只有在一些多脂鱼、蛋黄、坚果和某些菌类中含有少量维生素 D，由于食物中的维生素 D 来源不足，很多食品厂商会在常用的食物中进行维生素 D 的强化，如牛奶和奶制品、早餐麦片等。因此，要注意挑选富含维生素 D 的食物，多摄入海鱼，也可挑选维生素 D 强化食品。

营养成分表		
项目	每100ml	营养素参考值%
能量	329kJ	4%
蛋白质	3.4g	6%
脂肪	2.5g	4%
碳水化合物	10.5g	4%
钠	50mg	3%
维生素D	2.5μg	50%
钙	102mg	13%

3) 维生素 D 补充剂：在阳光暴露不足的情况下，可以适量口服维生素 D 补充剂。长期摄入大量维生素 D 补充剂所致过量或中毒时有发生，所以家长在给孩子补充维生素 D 时，一定要在医生或营养师的指导下进行，不要擅自随意补充。

6. 经常腿抽筋是缺钙吗

腿抽筋的原因有很多，并不一定是缺钙，引起抽筋的主要原因有以下几种：

（1）寒冷刺激：如冬天在寒冷环境中锻炼，准备活动不充分，或夏天游泳水温较低，都容易引起腿抽筋。晚上睡觉没盖好被子，小腿肌肉受寒冷刺激，有可能痉挛得让人疼醒。

（2）出汗过多：运动时间长或运动量大，人就会出很多汗，如果没有及时补充盐分，体内液体和电解质就会大量丢失，致使代谢废物堆积，造成肌肉局部血液循环不好，也容易引起痉挛。

（3）疲劳过度：长途旅行、登高时，小腿肌肉最容易发生疲劳。当小腿疲劳到一定程度时，就易发生痉挛。

（4）肌肉连续收缩过快：剧烈运动时，人的全身处于紧张状态，腿部肌肉收缩过快，因为放松的时间过短，局部代谢产物乳酸增多，肌肉的收缩和放松难以协调，也会引起小腿肌肉痉挛。

（5）睡眠姿势不好：如长时间仰卧，被子压在脚面，或是长时间俯卧，使脚面抵在床铺上，迫使小腿某些肌肉长时间处于绝对放松状态，容易引起肌肉的被动挛缩。

如果孩子经常痉挛，而无法在上述原因对号入座，建议去医院做检查寻找原因和解决办法。

（三）营养素来源

1. 控制微量营养素缺乏的方法有哪些

控制维生素和矿物质缺乏的方法包括增加食物多样性、食物强化和营养素补充剂等。

（1）食物多样化：食物多样化是改善人们营养状况的首选方式，因其可以同时提供多种营养成分（不仅是微量营养素）。最新研究成果显示，食物可以为人体提供许多抗氧化剂和一系列抵抗非传染性疾病、增强免疫力的物质。

（2）食物强化：食物强化是将微量营养素添加到加工食品中。在众多营养改善方法中，食物强化策略能以合理的成本并快速改善人群微量营养素状况，特别是当强化技术和配送网络较为完善时，效果更为明显。吸收良好且不影响食物感官的营养强化剂已广泛应用于食物强化，如碘盐、铁强化酱油等。

（3）营养素补充剂：营养素补充剂是指通过片剂、胶囊或糖浆的形式大剂量补充微量营养素的方法。这种方式的吸收利用率较高，可以快速改善已出现营养素缺乏的个体或人群的症状，是特殊人群营养素补充的最佳方式。

只有保证人们从日常膳食中获得充足的能量以及宏量和微量营养素，才能让人们身体健康，充满活力。但是在一些高寒地区，蔬菜水果十分缺乏，维生素的摄入可能会不足，或经济落后的地区，动物性食品摄入不足，部分维生素和矿物质摄入也可能不足，在这种情况下，选择营养强化食品和营养素补充剂就有必要。

2. 为什么说天然食物才是最好的营养来源

吃的乐趣，在生理上对身体是有益的，因为它可在神经、内分泌和免疫系统中产生促进健康的变化，当食物有营养又令人愉快，人们就可获得所需的营养素和植物化学物质，就会拥有健康的身体系统、健康的皮肤、光泽的头发以及随健康而来的自然的吸引力。一般来说，身体最容易吸收来自食物的天然的、分散于其他物质中的营养素，这样的营养素容易被身体吸

小贴士：
除了营养素之外，食物还给人带来情感满足并刺激身体产生对健康有益的激素，食物还含有植物化学物质。

收和利用。在体内,营养素与其他食物成分相互作用,彼此和谐相处才能发挥最好的作用。食物很少引起营养素不平衡或中毒,但是,营养素补充剂却很容易做到,剂量越高危险越大。服用纯的营养素可能会影响营养素之间的作用或干扰在同一时间吃的食物中其他营养素的吸收,这样的作用在矿物质中尤其常见。

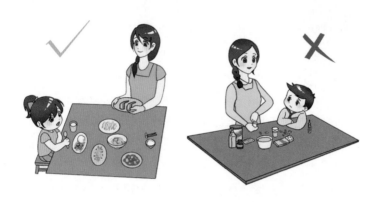

3. 益生菌和益生元需要补充吗

适当选择富含益生菌和益生元的食物是可以的。

(1)益生菌:是一类活的微生物,当摄入充足的数量时,对人体产生健康益处。益生菌具有改善和维持肠道功能等作用,特别是对于病毒性腹泻早期以及抗生素导致的腹泻有较好的作用。目前市场上的益生菌产品多数属于乳酸菌属或双歧杆菌属。益生菌还参与营养与代谢以及增强免疫力,益生菌在肠道中能够合成多种维生素(如:维生素 K)、多种酶类以及中和致癌物等。我们可以通过食用一些富含益生菌的食品来进行益生菌的补充,比如酸奶、奶酪、纳豆、豆豉、腐乳、泡菜等发酵类食物。

(2)益生元:是能够被宿主微生物选择性利用从而带来健康益处的物质,包括菊粉、低聚果糖、低聚半乳糖、聚葡萄糖、抗性糊精、木糖醇和乳果糖等。益生元主要是从天然

小贴士:
健康儿童需要通过均衡饮食来逐步建立自己的肠道菌群,长期额外补充益生菌制剂甚至药品,反而不利于自身正常菌群的建立。

原料中提取或人工合成的。益生元的作用包括调节肠道菌群、调节肠道功能、调节免疫功能、预防肠道感染、增加矿物质吸收和促进骨骼健康、调节能量代谢和维持体重，以及降低肥胖、2型糖尿病和结肠癌等慢性病患病风险等。

4. 红糖是良好的补铁食品吗

不是。

（1）红糖铁含量：十分有限，每100克红糖中含铁量为2毫克，而且红糖中的铁也是非血红素铁，吸收率差，没法起到补铁补血的效果。

（2）食物中的铁有两种形式：血红素铁和非血红素铁。血红素铁，主要存在于红肉、动物肝脏和动物血等动物性食物中，不仅含量丰富，平均在10~30毫克/100克，远超红枣、菠菜等植物性食物中的含铁量，且在人体内吸收受膳食因素影响较小，吸收率较高，可达15%~35%。非血红素铁主要存在于植物性食物中，吸收受膳食因素影响较大，蔬菜中的草酸、豆类中的植酸、茶叶中的多酚、咖啡中的咖啡因等，都会阻碍非血红素铁的吸收，维生素C可以促进它的吸收，吸收率一般低于10%。

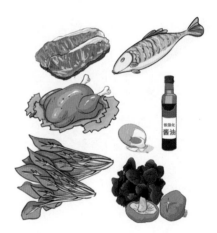

（3）良好的补铁食物：动物肝脏、动物血和红肉含丰富的血红素铁，铁强化酱油补铁效果也很好。

5. 水溶性维生素是不是可以随便补充

不能。

虽然水溶性维生素一般无毒性，但过量摄入时也可出现毒性。维生素C过量时会出现恶心、头痛、疲劳、失眠、腹部痉挛、腹泻、排尿过多等症状；维生素B_1在短时间服用超过推荐摄入量100倍以上时可能出现头痛、惊厥、心律失常等；烟酸过量时会引起皮肤发红、眼部不适、恶心呕吐、高尿酸血症和糖耐量异常等，长期大量摄入会对肝脏造成损害；泛酸过量时偶尔引起水潴留与腹泻;维生素 B$_6$ 过量时会出现神经毒性与光敏感性反应,生物素过量会影响锌的吸收与胎儿的发育。

6. 补充蛋白粉和氨基酸能使孩子更强壮吗

不会。

蛋白质缺乏的确会影响儿童的体格生长,导致生长发育迟缓。但是,过多的蛋白质会增加儿童的肠胃和肾脏负担,不利于儿童大脑发育和身体的健康。因此,在儿童饮食中,既要预防蛋白质的缺乏,也要避免蛋白质的过量摄入。中国营养学会推荐 2 岁儿童蛋白质的推荐摄入量为每日 25 克,3~5 岁为 30克 / 天。蛋白质广泛存在于动植物性食物中,动物性食物如畜禽肉类、鱼虾类、蛋类、乳类是膳食中较好的蛋白质食物来源,豆类(尤其是大豆)也是优质蛋白质的重要食物来源。动物蛋白质利用率高,但同时富含饱和脂肪酸和胆固醇,而植物性蛋白质利用率较低,因此,在日常饮食中要注意动物性蛋白质和植物性蛋白质之间的平衡,适当进行搭配是非常重要的。通常情况下,儿童完全可以通过正常饮食摄取到充足的蛋白质,还不容易引起过量,所以家长们无需再多花钱去额外补充蛋白粉和氨基酸,这样做稍不留神还会导致蛋白质过量。

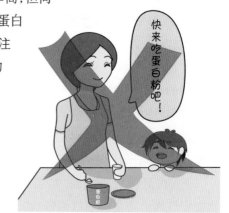

7. 学龄前儿童是否需要额外补充 DHA

通过平衡膳食可以摄入充足的 DHA,不需要额外补充。

DHA 是二十二碳六烯酸,是大脑和视网膜的重要组成成分,俗称"脑黄金",是一种对人体非常重要的不饱和脂肪酸,对智力和视力的发育起到重要作用。DHA 可以通过食物中的亚麻酸衍生而来,其中亚麻籽油、核桃油中含丰富的亚麻酸,也可通过富含 DHA 的食物,如三文鱼、鲱鱼等海鱼获得。但任何营养成分的摄入都必须适度,一旦某种营养成分摄入过量就会打破人体原有的营养平衡,因此 DHA 摄入量同蛋白质、维生素等其他营养物质一样,并非越多越好。由于 DHA 是一种不饱和脂肪酸，具有不稳定、容易被氧化等特性，通过补充 DHA 补充剂，可能导致摄入过量，而产生免疫力低下、增加消化负担等副作用。因此，家长每周最好安排吃一次海鱼，或在食用油的选择上使用部分亚麻籽油和核桃油，通过亚麻酸在体内转化为 DHA。一般情况下，孩子最好通过食物补充 DHA，特殊情况下才考虑 DHA 补充剂。

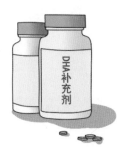

三、健康饮食，
就是这么简单

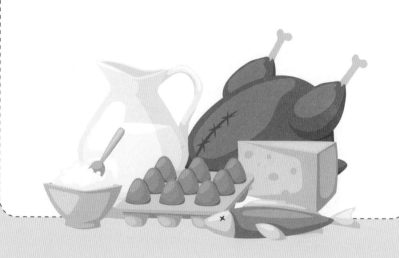

2~5 岁儿童的膳食必须包括适量的多样化的食物,为孩子健康成长提供充足的营养素和食物成分。对于父母和其他养护人来说,需要了解食物选择和搭配的原则,熟悉各类食物的营养特点以及孩子适宜的食用量,不去寻找超级食物,树立平衡膳食理念,提倡食物多样,谷类为主,适量搭配粗粮,多吃蔬果、奶类、大豆,适量吃鱼、禽、蛋、瘦肉,清淡少盐,足量饮水,少喝含糖饮料,不追求野味的鲜美,摒弃食物相克和食物酸碱平衡论。

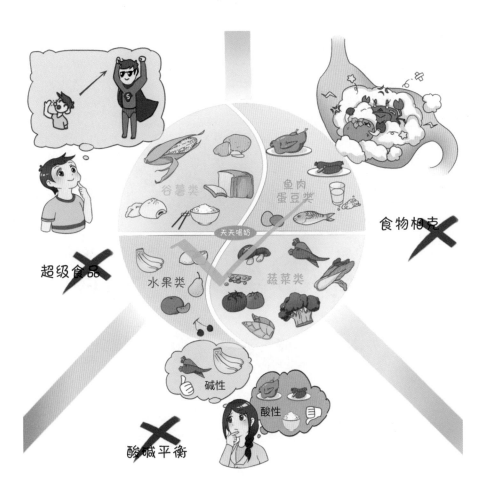

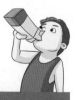

（一）食物选择和搭配的原则

1. 食物分几类

在营养学中，一般把食物分为五类：

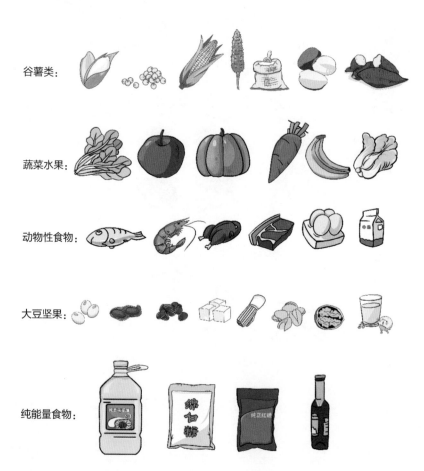

谷薯类：

蔬菜水果：

动物性食物：

大豆坚果：

纯能量食物：

（1）谷类及薯类：谷类包括米、面和杂粮；薯类包括马铃薯（别名：土豆、洋芋）、甘薯（别名：红薯、白薯、山芋、地瓜）、木薯、芋头和山药等。这一类食物主要为我们提供碳水化合物、蛋白质、膳食纤维及 B 族维生素，我们所需要的能量主要来自谷薯类。

（2）蔬菜、水果和菌藻类：这类食物主要提供膳食纤维、矿物质、维生素 C、胡萝卜素、维生素 K 及有益健康的植物化学物质。

（3）动物性食物：包括肉、禽、鱼、奶、蛋等。这类食物主要提供蛋白质、脂肪、矿物质、维生素 A、维生素 D 和 B 族维生素，是优质蛋白质的主要来源，但肉类脂肪含量普遍较高，能量高，有些还含有较多的饱和脂肪酸和胆固醇。

（4）大豆类和坚果：大豆包括黄豆、黑豆和青豆，坚果包括花生、瓜子、核桃、杏仁和开心果等。这类食物主要提供蛋白质、脂肪、膳食纤维、矿物质、B 族维生素和维生素 E，不含胆固醇。

（5）纯能量食物：包括动植物油、淀粉、食用糖和酒类。纯能量食物主要提供能量，动植物油还可以提供维生素 E 和必需脂肪酸。

2. 什么是平衡膳食模式

（1）平衡膳食模式：是指按照不同年龄、身体活动和能量需求设置的膳食结构，这个模式推荐的食物种类、数量和比例，能最大程度地满足不同年龄阶段、不同能量水平的健康人群的营养与健康需要。

（2）平衡的含义：人体食物和营养素需要的平衡。

1）能量摄入和运动消耗的平衡：①2~5 岁儿童每天应进行至少 60 分钟的体育活动，最好是户外游戏或运动，比如公园玩耍、散步、爬楼梯、收拾玩具、骑小自行车、快跑、跳舞、小型球类游戏等；②减少看电视、玩手机、电脑或电子游戏等静态活动。

2）强调丰富多样的食物种类和品种，能量和营养素达到适宜水平：①建议平均每人每天摄入 12 种以上食物，每周 25 种以上；②没有不好的食物，只有不合理的膳食，关键在于平衡。在这里，量的概念十分重要。比如说肥肉，其主要营养成分是脂肪，还含有胆固醇，对于能量不足或者能量需求较大的人来说肥肉是一种很好的提供能量的食物，但对于已经能量过剩的人来说它是不应选择的食物。

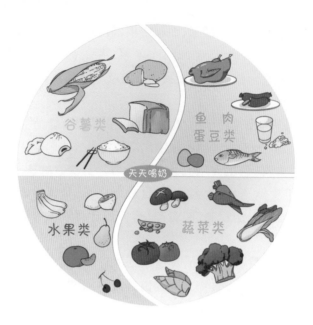

3）足量饮水:2~3岁儿童每天建议饮水量为 600~700 毫升,4~5岁儿童每天建议饮水量为 700~800 毫升。

4）避免油、盐、糖过量等:2~3岁儿童每天盐摄入应小于 2 克,油 10~20 克,添加糖 10~15 克,4~5岁儿童每天盐摄入应小于 3 克,油 20~25 克,添加糖 15~20 克。

小贴士:

添加糖:在食品生产和制备过程中被添加到食品中的糖和糖浆,不包括食物天然含有的糖,常见的包括白砂糖、红糖、玉米糖浆、高果糖玉米糖浆和葡萄糖等。

3. 食物多样化的好处有哪些

（1）食物多样才能满足人体多样化的营养需求:人类需要的营养素有 40 多种,如蛋白质、碳水化合物、脂肪、钙、铁、碘、锌、维生素 A、维生素 C 等,这些营养素必须通过食物摄入来满足人体需求。除了母乳可以满足 6 月龄以内婴儿的营养需要外,没有任何一种食物能提供人体所需的全部营养素。不同食物中的营养素及有益膳食成分的种类和含量不同,只有多种食物组成的膳食才能满足人体对各种营养素的需要。

（2）食物多样有利于营养互补：一种食物所缺少的营养素能在一餐膳食中的其他食物里互补，可使一餐膳食的营养价值和消化吸收利用率提升。

（3）食物多样可刺激食欲：选择五颜六色、不同形态的多种食物组成的膳食除了增加营养价值，还给人视觉、味觉的刺激，激发食欲，可有效增加食物和营养素的摄入量。

（4）食物多样可降低食品安全风险：零风险的食品是不存在的。当我们吃多种食物时，自然会减少对每种食物的食用量，某些食物中可能存在的有害成分的摄入量也相应减少。

小贴士：

　　食物多样可以在一定程度上降低不安全食品带来的健康风险，是我们个人坚守食品安全的一道关口，也是我们个人能掌控的、简单易行的一种措施。

4. 怎样才能做到食物多样化

（1）增加食物品种：每天选择 5 类食物，每类选择 3~5 种，一天就能吃到 15~25 种食物。同类食物互换是保持食物多样的好办法。例如，米饭和面条可以互换；瘦猪肉、鸡、鸭、牛、羊肉可以轮流换；鱼、蟹、贝壳可以互换，避免每天食物品种重复，有利于丰富一日三餐的食物品种。

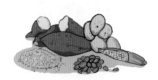

谷薯类
平均每天3种以上，每周5种以上

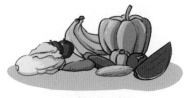

蔬菜水果类
平均每天4种以上，每周10种以上

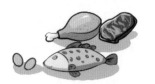

畜、禽、鱼、蛋
平均每天3种以上，每周5种以上

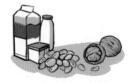

奶、大豆、坚果
平均每天2种以上，每周5种以上

烹调油等
纯能量食物

（2）选择多种颜色的食物：五颜六色代表了食物中不同植物化学物、营养素的特点。我们不需要记住各种食物营养素的具体含量，只要知道一天膳食要选择多类别、多品种、多种颜色的食物，就能轻松搭配出有益健康的平衡膳食。

（3）"小份"是实现食物多样化的关键："小份"即每样食物吃少点，食物种类多一点。尤其是儿童用餐，"小份"选择可以让孩子吃到更多品种的食物，营养素来源更丰富。

5. 为什么说"食物相克"是没有科学道理的

（1）在营养学和食品安全理论中，并没有"食物相克"之说：

1）科学研究否定了"食物相克"：①在 20 世纪 30 年代，我国生物化学、营养学的开拓者和奠基人之一，南京大学郑集教授曾对所谓"食物相克"食物，如松花蛋＋糖、柿子＋螃蟹等用大白鼠、猴子、狗进行试验研究，其中 7 组由研究者做人体试食实验，结果均没有观察到任何异常反应；②2008—2009 年，中国营养学会委托兰州大学、哈尔滨医科大学对数百名健康人进行所谓相克食物实验，连续观察一周也均未发现任何异常反应。

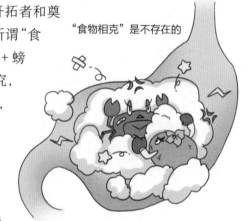

"食物相克"是不存在的

2）现实生活中从来没有食物相克导致的食物中毒发生。

（2）"食物相克"在社会上广为流传的原因：①偶然巧合，比如松花蛋、螃蟹均是容易携带致病菌的食物，吃了这些食物导致食物中毒发生，正巧中毒症状发生前吃了某两种食物，由此造成误解；②将食物过敏误认为食物相克。

（3）"食物相克"阐述的理由在科学上是站不住脚的：①认为食物含有大量草酸、鞣酸，与钙结合影响营养吸收。事实上大部分植物性食物中均含有草酸，我们不能因为食物中存在某个影响营养素吸收的物质而放弃整个食物；②认为食物成分之间会发生化学反应，以虾和水果相克为例，认为虾中的 5 价砷和水果中的维生素 C 发生化学反应可生成三氧化二砷（砒霜）而引起中毒。

我国食品安全标准对海产品中砷有限量规定，而砒霜中毒剂量是50毫克，根据转换系数计算，即使虾里面含有的砷达到最高限量，并且有足够的维生素C转化，也相当于一个人要吃40千克虾才能达到中毒剂量。

6. 为什么不提倡食物酸碱平衡论

（1）从营养学的角度来看，食物酸碱平衡论缺乏科学依据：食物酸碱平衡论强调谷类、肉类、鱼和蛋等酸性食物对健康有害，摄入过多可以导致酸性体质，引起高血压、高血脂、糖尿病、肿瘤等慢性病的发生，蔬菜水果属于碱性食物，能够纠正酸性体质，防治慢性疾病。实际上，蔬菜水果能够预防上述慢性疾病的发生，是因为他们产生能量低，而且含有丰富的维生素、矿物元素和膳食纤维以及对健康有益的植物化学物质，而不是所谓碱性的作用。显然，这种说法是不正确的。

（2）按照食物酸碱平衡论选择食物会严重影响儿童的生长发育和成人的健康水平：食物酸碱平衡论号召大家不吃或少吃谷类、鱼、禽、蛋和瘦肉等酸性食物；而上述食品都是人体能量、蛋白质、多种维生素和矿物质的主要食物来源，缺少了这些食物，就必然造成营养素摄入不足和缺乏。照此选择食物，必然影响儿童青少年的生长发育，成人的营养状况也无法保证。

因此，在有关平衡膳食的宣传中，不要纠结食物酸碱平衡，应当大力提倡"食物多样，谷类为主，粗细搭配"的平衡膳食原则，保证大家在享受丰富食物带来的愉悦的同时，汲取充足而合理的营养。

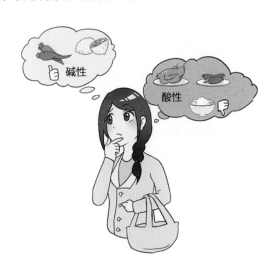

7. 您能读懂食物营养标签吗

(1) 营养标签的含义：是预包装食品标签上向消费者提供食品营养信息和特性的说明，是预包装食品标签的一部分。读懂营养标签可以了解食品营养特点，作为选购食品的参考，也是营养健康知识的来源。

(2) 营养标签的内容：食品营养标签主要包括表格形式的"营养成分表"，以及在此基础上用来解释营养成分水平高低的"营养声称"和健康作用的"营养成分功能声称"。

(3) 一张图教你读懂营养成分表：见食品营养标签示意图。

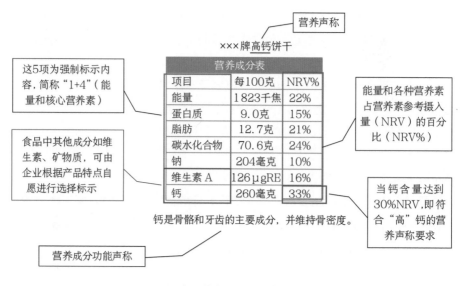

食品营养标签示意图

(4) 需要强调的内容：

1) NRV%：NRV% 是指每 100 克(毫升)或每份食品中某一营养素占我们大多数人(指轻体力劳动的健康成年人)一天所需的该营养素总量的百分比。一般消费者很难从数字表面看出食品中某一个营养素含量的高低，但如果用 NRV% 来表示就很好理解。

举个例子：上述高钙饼干钠的 NRV% 为 10%，如果吃 100 克该食品就摄入了一天所需钠的 10%；另一种食品钠的 NRV% 为 110%，如果吃 100 克该食品不仅摄入了一天所需钠的全部分量，还超了 10%。

2）反式脂肪酸的标注：食品配料含有或生产过程中使用了氢化和／或部分氢化油脂时，在营养成分表中需标示出反式脂肪（酸）的含量。需要注意的是标签中反式脂肪（酸）标示值为 0 时，并不代表该产品不含反式脂肪酸，只是说该产品的反式脂肪酸含量≤0.3 克／100 克。

9. 有没有对健康有益的超级食物存在

答案是不存在。

（1）"超级食物"概念诞生于人们美好的愿望："医生，我家娃不长个，麻烦你给推荐个食物我们回去吃了长个吧""老师，有没有吃了聪明的食物，我回去给我儿子补补""您说这个食物好，那我回去天天吃，顿顿吃，保准效果更好"。作为食物链的顶端，人类一直期待着"超级英雄"来解决食物品种繁多却营养不均的问题，"超级食物"概念应运而生，并迅速窜红。

（2）没有"超级食物"存在：在前面食物多样化的问题中提到，除了母乳可以满足 6 月龄以内婴儿的营养需要外，没有任何一种食物能提供人体所需的全部营养素。因此，不要试图挑选出一些所谓超级食物来期待它们在健康方面的神奇作用，并且要高度警惕商业化产品的炒作和夸大虚假宣传，捂紧您的口袋，别上当受骗。同时要记住采取实用的方式，按照充足、平衡以及多样化膳食原则广泛地选择各种各样的食物，来获取这些食物提供的所有健康益处。

（二）2~5 岁儿童食物的选择

1. 怎样选择水呢

（1）饮用水的种类：主要有自来水、包装饮用水和水源自取水。

1）自来水：是指直接取自天然水源（地表水和地下水），经过一系列处理工艺净化消毒后的水，自来水保留天然水源中绝大多数矿物质。这是目前最普遍的饮用水。

2）包装饮用水：主要分为以下五类。①饮用天然矿泉水：是指从地下深处自然涌出的或经钻井采集的，含有一定量的矿物质或其他成分，在一定区域未受污染并采取预防措施避免污染的水；②饮用纯净水：是以符合原料要求的水为生产用源水，采用适当的水净化工艺，加工制成的包装饮用水；③饮用天然泉水：是以地下自然涌出的泉水或经钻井采集的地下泉水，且未经公共供水系统的自然来源的水为水源，制成的包装饮用水；④饮用天然水：是以水井、山泉、水库、湖泊或高山冰川等，且未经公共供水系统的自然来源的水为水源，制成的包装饮用水；⑤其他饮用水：是以符合原料要求的水为生产用源水，经适当的加工处理，可适量添加食品添加剂，但不得添加糖、甜味剂、香精香料或者其他食品配料加工制成的包装饮用水。

3）水源自取水：部分农村地区仍旧采用分散式供水方式，直接从水源地取水使用，但该种用水方式因供水点较为分散，缺少或未开展饮用水水质检测，存在一定的安全隐患。

（2）饮用水的合理选择：从经济实惠、安全性、人体健康需要等方面综合考虑，自来水是首选饮用水。在温和气候下，2~3岁儿童建议每天饮水量为 600~700 毫升，4~5 岁儿童建议每天饮水量为 700~800 毫升。在高温和身体活动增加的情况下，应适当增加饮水。

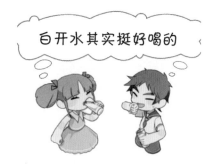

2. 孩子可以喝茶和咖啡吗

孩子可以喝适量的茶和咖啡，但由于量不好掌握，因此，不建议喝。

（1）茶和咖啡中含有对人体有益的物质：茶中有许多活性成分，比如茶多酚、茶氨酸、茶多糖、咖啡因、茶皂素等，这些因素对健康有好处。咖啡成分众多，包括多糖、单糖、脂质、甾醇、脂肪酸、蛋白质、游离氨基酸、维生素和矿物质等，此外，咖啡中还含有大量生物活性成分，包括绿原酸、咖啡因、二萜类、葫芦巴碱等，具有抗菌、抗感染、抗氧化等功效。

（2）茶和咖啡中所含的咖啡因可能有害健康：对于孩子能否喝咖啡和茶

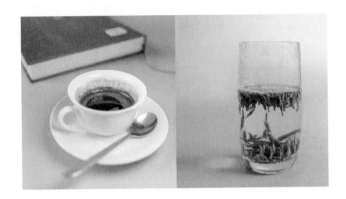

的核心考量就是茶碱和咖啡因的摄入量问题。2018 年科信食品与营养信息交流中心等 5 机构联合发布的《咖啡与健康的相关科学共识》中指出，目前没有证据表明咖啡致癌，健康成年人每天摄入 210~400 毫克咖啡因（大约相当于 3~5 杯咖啡）是适宜的，但儿童和青少年应当控制咖啡因（不超过 75~100 毫克）摄入。美国儿科学会的建议是儿童和青少年不喝咖啡。因此家长如果不好控制咖啡因的摄入量，最好不给孩子喝茶和咖啡。

3. 为什么相对成人来说孩子的谷类食物要吃得少些

谷类食物包括米、面、杂粮及其制品，是我国传统膳食的主体。谷类食物不仅可提供丰富的碳水化合物，而且还是 B 族维生素、矿物质、膳食纤维的重要食物来源，对于保持人体健康发挥着重要作用。

中国居民膳食指南推荐成年人每日谷薯类摄入量为 250~400 克，而 2~3 岁儿童每日谷薯类摄入量为 75~125 克，4~5 岁儿童为 100~150 克，明显少于成年人推荐摄入量；但鱼、禽、肉、蛋类成人每日推荐摄入量为 120~225 克，2~5 岁儿童每日为 100~125 克，儿童推荐摄入量与成人相差并不多；奶制品成人的每日推荐摄入量为 300 克，2~5 岁儿童为 350~500 克，儿童推荐摄入量反而明显高于成人。正是因

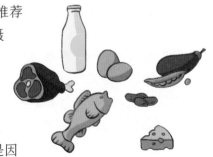

为儿童处于快速生长发育时期，相较于成年人需要更多的优质蛋白来满足长高长壮的需要，而谷类食品能提供的优质蛋白质较少，故孩子谷类食物要吃得相对少些，含优质蛋白质更多的鱼、禽、肉、蛋和奶类相对要吃得多些。

4. 孩子需要多吃粗粮吗

2~5 岁儿童可以吃粗粮，但是不宜多吃，食用时应注意粗细搭配。

（1）粗粮的种类：主要包括谷类中的玉米、紫米、黑米、高粱、燕麦、荞麦、麦麸以及各种杂豆类，如红豆、绿豆、芸豆等，也包括全谷类的糙米和全麦粉。粗粮是相对我们平时吃的精米白面等细粮而言的。

（2）粗粮既有优点也有缺点：大部分粗粮不但富含人体所必需的氨基酸和优质蛋白质，还含有钙、磷等矿物质及维生素，相对大米、白面而言，粗粮的碳水化合物含量较低，膳食纤维含量较高，食用后更容易产生饱腹感，可减少热量摄取，达到减肥的功效。相对成人而言，孩子的消化功能尚未完善，大量的膳食纤维容易造成胃肠负担，而且会影响微量营养素的吸收和利用，大量摄入不利于孩子的生长发育。

5. 土豆可以当主食吗

土豆又名马铃薯、洋芋，可以当主食食用。

（1）土豆的营养特点符合主食的要求：土豆富含淀粉，含有蛋白质、矿物质和多种维生素，是高钾食品。土豆中的蛋白质含有人体必需的 8 种氨基酸，其中赖氨酸、色氨酸含量较高，这两种氨基酸是其他粮食所缺乏的。土豆所含淀粉黏度强、易消化。土豆脂肪含量低，能量仅为同等重量大米的 1/5。土豆有"第二面包"和"地下苹果"之称。

（2）国家已经开始重视土豆的主食作用：自 2015 年起，我国农业部启动马铃薯主粮化战略。土豆（马铃薯）主粮化是将土豆加工成适合中国人平时习惯的面粉、馒头、面条和面包等主食。目前，世界上有很多国家将土豆当做主粮，比如欧洲国家土豆人均年消费量稳定在 50~60 千克，俄罗斯人均消费量达到 170 多千克。当前中国只有少数地区将土豆当主粮，更多的地区将土豆作为蔬菜来食用。

（3）正确的食用方法：对于学龄前儿童，在将土豆作为主食食用时，应当适当增加食用量，以防能量摄入不足。400 克土豆相当于 100 克大米。建议选用蒸、煮等方式烹调，少用油炸方式。油炸土豆不仅会大量破坏维生素 C 等营养素，还会增加能量。

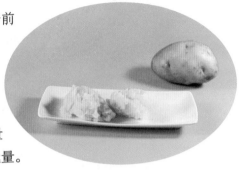

6. 为什么要保证餐餐有蔬菜，深色要过半

（1）餐餐有蔬菜：蔬菜是平衡膳食里特别重要的一个组成部分。蔬菜能量低，但是维生素、矿物质含量高，能够提供丰富的膳食纤维和植物化学物质。多吃蔬菜可以降低脑卒中、心血管疾病、冠心病的发病风险，可以帮助维持健康的体重，预防便秘。因此我们建议餐餐有蔬菜，尤其是中午和晚上，蔬菜占整个餐盘一半以上。如果用量来估计，2~3 岁儿童每天 100~200 克，4~5 岁每天 150~300 克。

（2）深色蔬菜要过半：蔬菜根据颜色深浅可分为深色蔬菜和浅色蔬菜。深色蔬菜是指绿色、红色、黄色、橙色、紫色、黑色蔬菜，深色蔬菜的营养价值一般优于浅色蔬菜。深色蔬菜富含胡萝卜素、维生素 C 和矿物质；还含有叶绿素、叶黄素、番茄红素、花青素等多种色素物质，以及其中的芳香物质，赋予蔬菜特殊的丰富的色彩、风味和香气，有促进食欲的作用，并呈现一些特殊的抗氧化、防癌、抗癌作用。因此强调蔬菜里面最好有一半以上是深色的蔬菜。品种上也尽量能够丰富一点，每天能够达到 3~5 种，还要选择一些十字花科的蔬菜，比如西蓝花，各种萝卜、卷心菜类，比如紫甘蓝，还有芥兰、荠菜。

小贴士：

深绿色蔬菜：菠菜、油菜、冬寒菜、芹菜叶、蕹菜（空心菜）、莴笋叶、芥菜、西蓝花。

红色蔬菜：西红柿、胡萝卜、南瓜、红辣椒等。

紫红色蔬菜：红苋菜、紫甘蓝、蕨菜等。

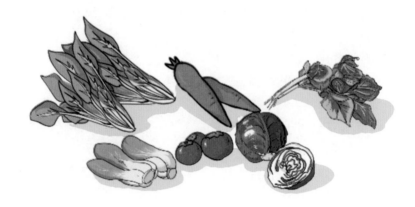

7. 孩子每天都要吃水果吗

是的。2~3岁儿童每天建议吃水果100~200克，4~5岁为150~250克。

水果是膳食中维生素、矿物质和膳食纤维的重要来源。红色和黄色水果(如芒果、柑橘、木瓜、山楂、沙棘、杏)中胡萝卜素含量较高;枣类、柑橘类和浆果类(猕猴桃、草莓、黑加仑等)中维生素C含量较高;香蕉、黑加仑、枣、红果、龙眼等的钾含量较高。成熟水果所含的营养成分一般比未成熟的水果高。水果中还含有有机酸，能刺激人体消化腺分泌，增进食欲，有利于食物的消化;还有丰富的膳食纤维，这种膳食纤维在肠道能促进肠道蠕动，增进消化。此外，水果中还含有黄酮类、芳香物质、香豆素等植物化学物质，有益于身体健康。

 小贴士:

水果制品不能替代新鲜水果，应尽量选择新鲜水果，但在携带、摄入不方便的情况下，或水果摄入不足时，可以用水果制品进行补充。

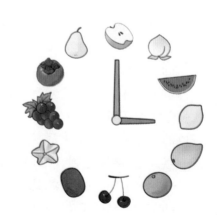

8. 怎样合理选择蔬菜和水果

（1）多种搭配：蔬菜和水果品种很多，不同蔬菜和水果的营养价值相差很大，选择多种多样的蔬菜和水果搭配，有利于健康。尽量每天吃3种以上蔬菜、2种以上水果。

（2）选择新鲜的蔬菜和水果：自然成熟的新鲜的蔬菜和水果颜色鲜艳、原汁原味、含水量高、营养素保留完全，其未经任何加工处理，既安全又健康，价格还低廉。

（3）强调每天吃深色蔬菜和水果，还要注意常吃十字花科蔬菜（比如：甘蓝、大白菜、小白菜、萝卜、花椰菜、西蓝花、油菜类）和菌藻类食物。

（4）少吃腌菜、酱菜：这类菜含盐较多，维生素损失较多。

（5）不宜久放：蔬菜和水果放置时间过长，不但水分丢失，口感也不好，尤其是蔬菜，最好当天购买当天吃。

（6）不吃腐烂的蔬菜和水果：蔬菜腐烂时，其亚硝酸盐含量增加，食用后可能导致食物中毒。腐烂的蔬菜水果通常含有有害的微生物或有毒成分，它们会不断从腐烂部分通过汁液向未腐烂部分渗透、扩散。因此不要误认为挖掉了腐烂部分的蔬菜和水果还可以食用。

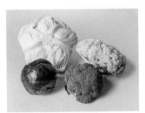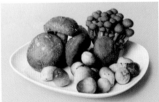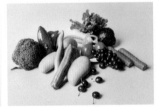

9. 蔬菜水果可以互相代替吗

蔬菜水果不能互相代替。

（1）蔬菜和水果在营养成分和健康效应方面有很多相似之处，比如：水分含量较高，能量低，主要为人体提供维生素C、胡萝卜素、膳食纤维和矿物质，因此，总有人认为，蔬菜水果可以相互代替，觉得吃了水果就可以不吃蔬菜，吃了蔬菜就不用吃水果；但是蔬菜水果属于不同的食物种类，其营养价值各有特点，不能相互替代。

（2）蔬菜的特点：蔬菜品种远多于水果，而且蔬菜，特别是深色蔬菜的维生素、矿物质、膳食纤维和植物化学物质的含量高于水果，所以水果不能代替蔬菜。

（3）水果的特点：水果中碳水化合物、有机酸、芳香物质含量比新鲜蔬菜多，且水果食用前不需要加热，其营养成分不受烹调因素影响，因此，蔬菜也不能代替水果。

10. 鲜榨果汁可以替代新鲜水果吗

不能。

水果在压榨过滤过程中，其可溶性成分包括糖分全部保留，不溶性成分包括所有的不溶性膳食纤维和大部分果胶都被丢弃了，水果中的其他营养物质如钙、铁等部分也会随渣被滤掉；并且，由于在压榨过程中果肉完全被碾碎，水果的细胞结构被破坏，果肉会和氧气充分接触，其中的多酚类物质以及维生素 C 会迅速被氧化，果汁也会随之变色。用破壁机打果汁，尽管破壁机榨果汁可以得到所有的膳食纤维和矿物质元素，但是高速打浆造成多酚类物质以及维生素 C 严重氧化，破壁机刀片高速旋转所产生的热量，会进一步破坏原已所剩无几的维生素 C。由此可见，鲜榨果汁会损失新鲜水果中原本含有的大量营养物质，并不可取。此外，直接食用水果容易产生饱腹感，而通常一杯果汁至少需要 2~3 个新鲜水果，因此会不知不觉摄取过多糖分和热量，容易引起肥胖。

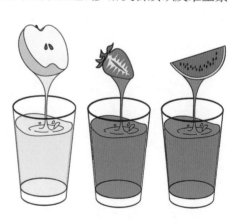

11. 婴幼儿配方奶粉吃到几岁最合适

婴幼儿配方奶是帮助婴幼儿顺利实现从母乳向普通膳食过渡的理想食物。普通液态奶中蛋白质的含量是母乳的 2 倍，矿物质含量也比较高，由于幼儿的肾脏功能发育尚不完善，直接给孩子喂普通液态奶会对幼儿肾脏和肠道造成较大负担，因此不宜直接喂给普通液态奶。婴幼儿配方奶以母乳作为蓝本,对牛奶／羊奶中营养成分的组成、含量和结构进行了调整,符合婴幼儿的营养需要。市面上的婴幼儿配方奶通常有一、二、三、四阶段四种,一阶段和二阶段的配方奶分别适合于0~6月龄和7~12月龄的婴儿,三阶段、四阶段的配方奶适用于1岁以上的幼儿。中国居民膳食指南建议,不能纯母乳喂养的婴幼儿在12个月前都应该选择合适的婴儿配方奶,1岁以后的幼儿可以开始摄入鲜牛奶、酸奶等奶制品,但不能完全替代母乳／配方奶。2岁以后的幼儿已经可以吃丰富且均衡的食物了,其主要营养来源于家庭食物,奶制品只作为平衡膳食的组成部分,且2岁以后的幼儿消化、排泄器官等逐渐发育成熟,因此可以逐渐用普通鲜奶替代配方奶。

小贴士：
2~3岁儿童每天饮奶量应为500克,4~5岁儿童为350~500克。

12. 常见的奶及奶制品有哪些

奶类是一种营养成分丰富、组成比例适宜、容易消化吸收、营养价值高的天然食品。奶类富含钙,也是优质蛋白质和B族维生素的良好来源。奶类中含的钙是膳食中最容易被吸收的。奶及奶制品包括纯牛奶、酸奶、调制乳、奶粉、奶酪等。按蛋白质折算的话,100克的鲜奶约等于100克的酸奶、125克的调制乳、12.5克的奶粉、10克的奶酪。

（1）纯牛奶:可以分为巴氏奶和灭菌乳。市场上需要冷藏的原味牛奶叫做巴氏奶,一般称作"鲜奶""低温奶"。灭菌乳不需要冷藏保存,人们也叫它为"常温奶"。

（2）酸奶:酸奶经过乳酸菌发酵,乳糖、蛋白质、脂肪都有部分分解,营养价值更高,更容易被人体吸收。酸奶还有丰富的益生菌,对人体健康益处多多。酸奶经过发酵,乳糖分解产生乳酸,可促进胃肠蠕动,还可提高钙、磷的吸收率。传统上酸奶是要低温保存的,不然乳酸菌会过度生长、酸奶就变质了。近年市面上出现了常温保存的酸奶,通过热处理,乳酸菌已经灭活,就不会继续发酵。

（3）调制乳:以不低于80%的牛奶为主要原料,添加了糖和其他配料,如可可粉、谷物、香精、增稠剂、可溶性膳食纤维(如聚葡萄糖和菊糖等)。常见的

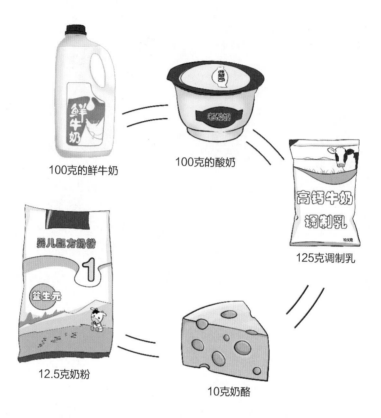

100克的鲜牛奶　　　　100克的酸奶

125克调制乳

12.5克奶粉

10克奶酪

品种有早餐奶、香蕉奶等。

（4）奶粉：奶粉是生牛乳干燥、加工制成的粉状产品。加工过程会损失一点对热敏感的营养素，但保留了人们喝牛奶最重视的蛋白质和钙。加入其他配料，可作成调制乳粉。冲调的时候要记得按标签上的比例加水，这样才能保证浓度是和牛奶相当的。

（5）奶酪：奶酪是一类固体的奶制品，通常也叫做干酪、芝士、奶片、奶疙瘩。由于水分减少，所以奶酪的蛋白质含量比牛奶高，大概一片 10 克左右的奶酪就等于 100 克的牛奶。另外，乳糖不耐受的人也可以吃奶酪，因为奶酪里的乳糖含量低。

13. 乳糖不耐受者怎样喝奶

我国居民中乳糖不耐受者比例较高，乳糖不耐受者可首选低乳糖奶及奶制品，如酸奶、奶酪、低乳糖奶等。

乳糖不耐受者应避免空腹饮奶。空腹时牛奶在胃肠道通过的时间短，其中的乳糖不能很好被小肠吸收而较快进入大肠，可加重乳糖不耐受症状。建议不要空腹饮奶，可在正餐饮奶，也可以在餐后 1~2 小时内饮奶。其次要合理搭配食物，建议饮奶时注意和固体食物搭配食用。第三要少量多次饮奶，建议一天饮奶量分 2~3 次饮用。有乳糖不耐受且无饮奶习惯者从少量饮奶(50 毫升)开始，逐渐增加。第四改吃无乳糖奶或饮奶时加用乳糖酶。

小贴士：

乳糖不耐受是指有些人喝牛奶后出现腹胀、腹痛、腹泻、排气增多等不适症状，这主要是由于他们消化道内缺乏乳糖酶，不能将牛奶中的乳糖完全分解被小肠吸收，残留过多的乳糖进入结肠又不能在结肠发酵利用所致。

14. 低温奶和常温奶有啥区别

低温奶和常温奶的不同在于灭菌方式的不同。

(1) 低温奶采用的是巴氏杀菌法，也称巴氏杀菌乳。杀菌温度低于 100 摄氏度，基本不影响牛奶的口感。经过巴氏杀菌后，牛奶中仍保留部分无害或有益细菌及细菌芽孢，因此巴氏奶需要在 4 摄氏度左右的低温保存，且保质期较短，一般 3~10 天。

小贴士：

刚挤出来的牛奶和羊奶未经消毒杀菌，含有很多细菌，甚至包括致病菌，所以直接饮用是危险的。家庭中饮用牛奶和羊奶最简单的消毒方法是加热煮沸。

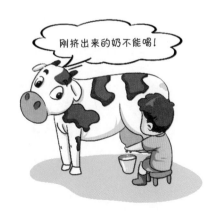

（2）常温奶，又叫超高温消毒奶或灭菌奶，则采用超高温瞬时杀菌（UHT）的方式，杀菌彻底，但牛奶的口感稍有改变，常温保存即可，相对保质期时间长，但开封后应尽快食用。

（3）营养价值基本相同：低温奶中 B 族维生素较常温奶高，但它们都是非常好的蛋白质和钙的来源。因此，只要在保质期内按照条件保存，两类奶都是营养安全的。

15. 为什么不能用乳饮料代替牛奶

（1）乳饮料的营养价值远远低于牛奶：乳饮料，或者称"含乳饮料""牛奶饮品"，可分为配制型含乳饮料、发酵型含乳饮料、乳酸菌饮料。它们的主要成分是水，牛奶的含量仅为 30%，所以其营养价值比牛奶差远了。我国食品安全国家标准规定，巴氏杀菌乳、灭菌乳、发酵乳的蛋白质含量不得低于 2.9 克 /100 克；调制乳、风味发酵乳中蛋白质含量不得低于 2.3 克 /100 克；配制型含乳饮料、发酵型含乳饮料蛋白质含量不得低于 1.0 克 /100 克；而乳酸菌饮料蛋白质含量不得低于 0.7 克 /100 克。也就是说，含乳饮料的蛋白质含量只有牛奶的 1/3，其钙含量也远低于牛奶。如果你认为宝宝喝了乳饮料就可以少喝牛奶，那么宝宝很容易缺钙！

（2）常喝乳饮料会增加患龋齿和超重肥胖的风险。大多含乳饮料的含糖量都在 10% 以上，跟可乐、雪碧等含糖饮料不相上下。添加糖摄入过多会增加龋齿和超重肥胖的发生风险。在日常生活中，您可能会自觉地限制宝宝过多摄入糖果、点心和含糖饮料，却不曾发觉含乳饮料也是添加糖的重要来源。

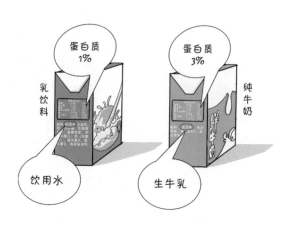

如果只是为了追求口感，那么偶尔喝一点也无妨，但千万别把含乳饮料当成牛奶，影响宝宝营养摄入不说，还可能带来健康损害。

16. 选购酸奶有哪些注意事项

（1）选择酸奶时应该优先选用不加糖的原味酸奶或者含糖量在 10% 以下的低糖酸奶：酸奶经过发酵，乳糖部分分解产生乳酸，使酸奶吃起来很酸，所以很多酸奶都会加糖来改善口感。添加糖属于纯能量食物，不含其他营养成分，过多摄入容易引起龋齿、超重、肥胖等健康问题。除此之外，孩子添加糖摄入过多还可能影响正餐的食量，从而影响其他营养素的摄入，造成营养不均衡。

（2）选择酸奶还应该注意区分低温活菌酸奶和常温酸奶。二者的主要区别就是常温酸奶通过了热处理，乳酸菌已经灭活因此不需要冷藏。常温酸奶不含益生菌，但其中蛋白质和钙跟低温活菌酸奶没有差别。如果是以补钙为目的，那么两者都可以选用；如果想要补充益生菌，则要选择低温活菌酸奶，而且生产日期越近越好。

17. 配方奶粉结块了还可以吃吗

视情况而定。

配方奶结块分为两种情况。一种是正常结块，是由于粉状物品在运输过程中震荡摩擦，奶粉颗粒随着震动形成松散抱团及贴壁或轻微结块。这种情况并不影响奶粉品质，只要轻轻地摇晃就会自然散开，所以正常食用是没有关系的。另一种主要是由于勺子上有水、空气潮湿或者储存不当导致乳粉受潮吸湿所致。乳粉一旦受潮，则给细菌提供了滋养条件，容易导致乳粉变质甚至致病性微生物繁殖，这种情况则不建议食用。

18. 怎么选择大豆及其制品

（1）大豆的选择：大豆包括黄豆、青豆和黑豆。大豆含有丰富的优质蛋白质（约 35%~40%），富含谷类蛋白质缺乏的赖氨酸，是与谷类蛋白质互补的理想食品。大豆中脂肪含量约为 15%~20%，其中不饱和脂肪酸占 85%，亚油酸高达 50%，还含有较多对心血管健康有益的磷脂。大豆还富含钾、钙和维生素 E 等。另外，大豆还含有多种有益于健康的成分，如大豆异黄酮、植物固醇、大豆低聚糖等。这些成分对预防心血管疾病、骨质疏松，改善女性绝经期症状都有积极的作用。

小贴士：
　　2~3 岁儿童每天吃采用适当加工方法制作的大豆类食品 5~15 克，4~5 岁儿童为 10~20 克。

　　（2）大豆制品的选择：常见的大豆制品有豆腐、豆腐干、素鸡等。这些大豆制品之间可以按其蛋白质含量与大豆互换，见下图。建议大家每周可用豆腐、豆腐干、豆腐丝等大豆制品轮换食用，如早餐安排豆腐脑和豆浆，或者午餐、晚餐可以食用豆腐、豆腐丝（干）等做菜，既可变换口味，又能满足营养需求。自制豆芽和豆浆也是不错的方法。家庭泡发大豆和豆芽既可做菜也可与饭一起烹饪，提高蛋白质的利用率。

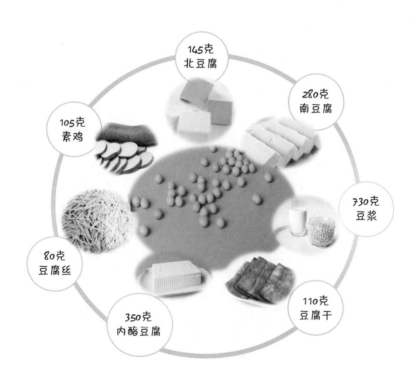

145克 北豆腐
280克 南豆腐
105克 素鸡
730克 豆浆
80克 豆腐丝
110克 豆腐干
350克 内酯豆腐

19. 可以用豆浆代替牛奶吗

　　牛奶和豆浆在营养上各有所长，谁也不能替代谁，不能单纯说谁好谁不好。建议豆浆和牛奶轮流喝。

　　牛奶营养成分齐全，组成比例适宜，容易消化吸收，营养价值高。牛奶主要提供优质蛋白质、维生素 A、维生素 B_2 和钙。豆浆属于大豆制品，含丰富蛋白质、不饱和脂肪酸、钙及 B 族维生素。从表4、表5可以看出，牛奶和豆浆各有自己的营养特点和优势。

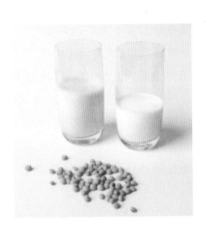

表4　牛奶和豆浆营养成分表

食物名称	食部/%	水分/克	能量/千卡	蛋白质/克	脂肪/克	碳水化合物/克	维生素A/微克视黄醇活性当量	硫胺素/毫克	核黄素/毫克	维生素C/毫克	维生素E/毫克	钙/毫克	铁/毫克
牛乳	100	89.8	54	3.0	3.2	3.4	24	0.03	0.14	1	0.21	104	0.3
豆浆	100	96.4	16	1.8	0.7	1.1	15	0.02	0.02	-	0.80	10	0.5

注:1 千卡 =4.184 千焦

表5　牛奶和豆浆比较

牛奶的优势	豆浆的好处
蛋白质含量要比豆浆高一些； 钙含量丰富，补钙效果好，豆浆的钙含量只有牛奶的 1/10	饱和脂肪含量远低于牛奶； 富含膳食纤维，而牛奶中几乎没有

20. 小男孩能够经常喝豆浆吗

　　《中国居民膳食指南(2016)》推荐中国学龄前儿童每天食用大豆类或相当量的豆制品为:2~3 岁为 5~15 克(相当于 73~220 毫升豆浆)，4~5 岁为

10~20 克（相当于 150~300 毫升豆浆）。按照目前的研究结果来看，平时正常喝豆浆的剂量水平是不会影响到男童正常发育的，所以，宝爸宝妈们按照推荐量给宝宝喝豆浆是完全可以放心的。

事实上，大豆类食物及其制品含有的并非雌激素，而是大豆异黄酮，属于植物雌激素的一种。植物雌激素是一类天然存在于植物中的非甾体类化合物，因生物活性类似于雌激素而得名。和人体内的雌激素相比，大豆异黄酮的雌激素作用十分温和，只要摄入的剂量不大，是不可能逆转激素平衡状态的。同时，大豆异黄酮具有双向功能：当人体内雌激素不足时，大豆异黄酮可以起到补充作用；当体内雌激素过量时，大豆异黄酮又可以起到抑制雌激素的作用。

21. 为什么喝豆浆必须煮熟

喝了没煮熟的豆浆会导致食物中毒。

因为大豆中含有皂素、皂苷和胰蛋白酶抑制物等抗营养因子，还有有毒物质植物红细胞凝集素，通过加热可以把这些物质清除。如果豆浆煮不熟，可能会出现头晕、肚子痛、恶心呕吐等症状。大豆中的不饱和脂肪酸经脂肪氧化酶氧化降解，产生醇、酮、醛等小分子挥发性物质，生豆浆呈现豆腥味和苦涩味，加热煮熟即可破坏脂

小贴士：

豆浆必须煮熟喝！

大豆中含有一些抗营养因子和有毒物质，通过加热可以把这些物质清除！

肪氧化酶和去除豆腥味。如果用豆浆机自制豆浆，一般都是有煮沸程序的，所以不用担心。如果是自己用锅煮豆浆，一定要把豆浆要煮沸到没有豆腥味后才能喝。此外，要特别提醒一下自己煮豆浆的朋友：豆浆在煮到 80 摄氏度时，泡沫会上浮，出现"假沸"现象，但此时还没有煮熟。因此，以后看到豆浆冒泡泡了，先别急着关火，继续用小火煮 5 分钟才能喝。

22. 适合学龄前儿童吃的坚果有哪些

（1）2~3 岁的儿童不推荐直接吃坚果，因为坚果种子容易引发噎食窒息，

可以碾碎了再吃。

(2) 4~5 岁的儿童可以适量吃些坚果，包括核桃、栗子、腰果、开心果、扁桃仁、杏仁、松子、花生、葵花子、南瓜子、西瓜子等。坚果是一类营养丰富的食品，除富含蛋白质和脂肪外，还含有大量的维生素 E、叶酸、B 族维生素、矿物质、不饱和脂肪酸及较多的膳食纤维，适宜摄入有益健康。坚果虽为营养佳品，因其所含能量较高，也不可过量食用，以免导致肥胖。核桃还含有丰富的亚麻酸。亚麻酸是 DHA 的前体物质，DHA 具有促进婴幼儿和儿童大脑发育等功效，因此适量摄入有益健康。

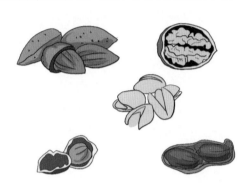

23. 学龄前儿童每天究竟需要吃多少肉

根据中国学龄前儿童平衡膳食宝塔推荐，2~5 岁儿童鱼、禽、瘦肉类每天建议摄入量为 50~75 克。请注意，建议的摄入量是指去掉废弃部分的净重。

鱼、禽、瘦肉等动物性食物是优质蛋白质、脂溶性维生素和矿物质的良好来源。肉中铁的利用率较好；鱼类特别是海产鱼所含不饱和脂肪酸有利于儿童神经系统的发育；动物肝脏含维生素 A 极为丰富，还富含维生素 B_2、叶酸等，因此建议儿童经常吃适量的鱼、禽、蛋和瘦肉。

 小贴士：

儿童不要吃生鱼片。

孩子的消化系统还不成熟，如果吃生鱼片容易导致消化不良。况且生鱼片未经加热，有感染致病菌、寄生虫等风险。

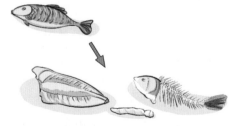

重量，指食物去掉废弃部分的净重

24. 红肉和白肉哪个更适合学龄前儿童

天然的食物各有各的好处，"红肉"和"白肉"没有什么绝对好或绝对坏的问题，建议合理搭配食用。

根据生肉的颜色，肉类可以分为"红肉"和"白肉"。一般来说，畜肉的颜色较深，呈暗红色，称为"红肉"，如牛、羊、鹿、驴、马、猪肉都叫做"红肉"。鸡、鸭、鹌鹑等禽肉颜色浅，叫做白肉。一般来说，比较红的肉，其中铁、锌等微量元素含量比较高，蛋白质含量也比较高。如果儿童有缺铁性贫血问题，那么，可以通过补充红肉来预防缺铁的问题。但红肉也不能吃得过多，研究发现，红肉吃得太多，会增加心血管疾病和肠癌的风险。相比而言，有些研究还发现日常用白肉替代红肉有利于降低全因死亡率，换句话说，就是有利于长寿。

25. 孩子可以吃动物内脏吗

可以吃，但是不能过量。每周吃一次，每次吃 25 克左右即可。

从营养来看，首先，动物内脏含有丰富的铁，尤其是吃深红色的动物内脏，可以预防缺铁性贫血。第二，内脏含有丰富的维生素。动物肝脏含有人体所需的全部 14 种维生素，其中维生素 A、维生素 D、维生素 B_2、维生素 B_{12} 的含量特别高。肝脏还含有丰富的蛋白质，铁、锌、铜、锰等微量元素也十分丰富。除了肝脏外，动物的肾脏、心脏和禽类的胗也含有丰富维生素

小贴士：
　6~7 克猪肝，可满足学龄前儿童一日维生素 A 的需要，36 克可满足维生素 B_2 的需要；27 克可满足铁的需要；20 克猪肾就可满足硒的需要。

A、维生素 D、B 族维生素和微量元素。肝脏是动物体内最重要的营养合成器官，同时也是解毒器官，各种毒素都会送到肝脏去处理；肾脏则是动物体的排毒器官，它也很难避免和毒物打交道。如果动物本身患有疾病，或过量服用药品，或饲料中有过多的重金属和其他难分解的环境污染物，这些成分有可能在肝脏中长期积累。但是，肝脏的这些害处，都是建立在动物本身患病，或过量使用兽药，或饲料水源被污染的基础上。食用经过动物检验检疫的合格产品，

只要注意摄入量和烹调方法，都是安全的。当然，注意不要吃发生病变或不新鲜的内脏，而且一定要彻底烹熟，不要因为追求嫩滑口感而吃没熟透的内脏。相比大型动物如牛、羊等，鸡和鸭生长期较短，其肝脏污染物积累更少，更适合儿童食用。

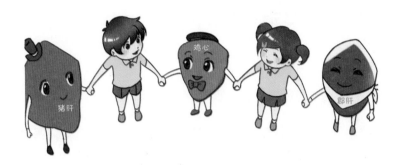

26. 鸡肉和鳝鱼真的有激素吗

动物体内天然都会含有微量激素，但是不构成食品安全问题。正如正常的男女不需要吃激素药物，体内就会含有一定水平的激素一样，正常动物体内天然也都会含有微量激素。动物越肥，雌激素水平就会越高，而现在人们普遍大量食用肥育动物，因此从食物中得到的激素比几十年前必然会多一些。但即便如此，仅以食物中的激素水平，还是不太可能直接影响发育。

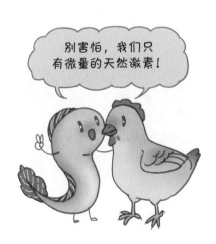

鳝鱼在发育中具有雌雄性逆转的特性，鳝鱼幼龄全是雌性（即小的鳝鱼生殖腺全为卵巢），经过性逆转，几年后变为雄性。雄性体大，雌性体小。而避孕药所含为雌激素，用避孕药催肥，从生物学角度讲是站不住脚的。因为黄鳝要变成雄性才更肥大，雌激素只能让黄鳝更小。野生鳝鱼食物不充足，在水温 10 摄氏度以下就会进入冬眠状态，夏天水温过高时，它又要钻入泥潭中避暑不再进食。相较之下，养殖的鳝鱼水温恒定，同时食物充足，才会长得又粗又大。

27. 哪些有关蛋的问题值得关注

　　人们食用的蛋类食品有鸡蛋、鸭蛋、鹅蛋、鸽蛋和鹌鹑蛋等。最经常食用的应该是鸡蛋。蛋类的营养成分大致相同。蛋类食品中蛋白质所含氨基酸组成比例非常适合人体，利用率高达 99.6%，是天然食物中最理想的优质蛋白质之一。

　　（1）土鸡蛋和洋鸡蛋营养价值基本一致：所谓的"土鸡蛋"指的是农家散养的土鸡所生的蛋，而"洋鸡蛋"指的是养鸡场或养鸡专业户用合成饲料养的鸡下的蛋。土鸡蛋与洋鸡蛋的营养素含量并无实质差别（表 6）。相对而言，土鸡蛋的蛋白质、碳水化合物、胆固醇、钙、锌、铜含量略高，而脂肪、维生素 B_2、烟酸、硒等含量略低，其余营养素差别不大。营养含量差别的原因可能与饲料配比、饲养条件及蛋黄所占比例等有关。

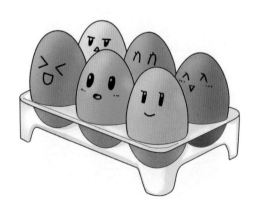

表6　红皮鸡蛋、白皮鸡蛋和土鸡蛋营养素含量比较（每100克可食部）

食物名称	白皮鸡蛋	红皮鸡蛋	土鸡蛋
蛋白质 /g	12.7	12.8	14.4
脂肪 /g	9.0	11.1	6.4
碳水化合物 /g	1.5	1.3	5.6
胆固醇 /mg	585	585	1338
维生素 A/μgRE	310	194	199
维生素 E/mg	1.23	12.29	1.36
维生素 B_1/mg	0.09	0.13	0.12
维生素 B_2/mg	0.31	0.32	0.19
烟酸 /mg	0.2	0.2	0
钙 /mg	48	44	76
镁 /mg	14	11	5
铁 /mg	2.0	2.3	1.7
锌 /mg	1.0	1.0	1.3
硒 /μg	16.55	14.98	11.50
铜 /mg	0.06	0.07	0.32
锰 /mg	0.03	0.04	0.06

（2）红皮鸡蛋与白皮鸡蛋营养价值基本一致：红皮鸡蛋与白皮鸡蛋的营养素含量并无显著差别（表6）。红皮鸡蛋脂肪和维生素 E 含量略高；白皮鸡蛋维生素 A 含量略高。蛋壳的颜色主要是由一种称为卵壳卟啉的物质决定的。有的鸡血液中的血红蛋白代谢可产生卵壳卟啉，因而蛋壳可呈浅红色；而有的鸡不能产生卵壳卟啉，因而蛋壳呈现白色。因此，蛋壳的颜色完全是由遗传基因决定的，在选购鸡蛋时无需注重蛋壳的颜色。

（3）吃蛋不要弃蛋黄：蛋黄比蛋白营养价值高很多。蛋白中主要含蛋白质和少量的维生素、矿物质。蛋所含的脂肪、维生素和矿物质主要集中在蛋黄中。蛋黄中的脂肪组成以单不饱和脂肪酸为主，卵磷脂含量也较高，蛋黄中还富含玉米黄素，玉米黄素对维护视网膜黄斑的健康很有利。虽然蛋黄中含有较高的胆固醇，但每天吃一个鸡蛋，对血清胆固醇影响很小，而其带来的营养效益远高于其所含胆固醇的影响。所以，吃蛋时，蛋白和蛋黄要一起吃。完整的鸡蛋，才有更完整的营养。

小贴士：
　　根据中国学龄前儿童平衡膳食宝塔推荐，2~5 岁儿童蛋类食品每天建议摄入量为 50 克。

　　（4）皮蛋不要凉拌吃：皮蛋的营养价值与其加工前变化不大。但是，如果皮蛋的腌制方法为传统方法，可能会导致皮蛋中含铅量增加，因此不宜多吃，建议每周吃皮蛋不能超过 2 个。同时，蛋类及其制品感染或污染沙门氏菌的机会较多，尤其是鸭、鹅等水禽及其蛋类带菌率一般为 30%~40%。在皮蛋的腌制过程中，沙门氏菌可通过蛋壳气孔侵入蛋内。生食受到污染的皮蛋，则会出现高热、恶心、呕吐、腹痛、腹泻等中毒症状。因此，皮蛋不建议生食，应加热后食用，比如皮蛋瘦肉粥。

29. 可以品尝但不宜多吃的食物有哪些

　　烟熏、腌制肉制品、罐头肉制品和火腿肠等加工肉制品和酱制食品应少吃。

　　（1）烟熏和腌制肉制品这些加工方法不仅使用了较多的食盐，同时也存在一些食品安全问题，长期食用对人体健康带来风险，因此尽量少吃。黑鱼、熏肉、火腿等食品在加工时需利用木屑等各种材料焖烧产生的烟气来熏制，以

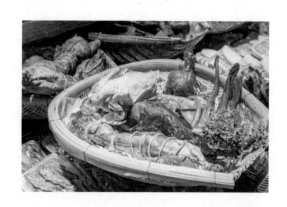

提高其防腐能力，而且使食品产生特殊的香味。但是烟熏气体中含有致癌物质苯并(a)芘，容易污染食品，必须引起警惕。腌制食品含盐分太高，经常食用不利于健康。餐馆或卤肉店售卖的卤肉制品，一般都使用了较多的食盐，有的还添加了亚硝酸盐，所以也要尽量少吃。

小贴士：

日常家庭制作的卤牛肉、酱肘子、红烧肉等，可以不加盐腌渍，也不加入亚硝酸盐和硝酸盐，这样的家庭自制卤肉制品可以给孩子适当吃些。

（2）罐头肉制品和火腿肠都是属于加工肉制品，通常要用盐和亚硝酸钠(或者硝酸钠、硝酸钾等)进行腌渍，经常吃加工肉制品会增加结直肠癌、前列腺癌、胰腺癌等的风险。加工肉制品的致癌作用，主要是因为所含的一种物质——"亚硝胺"，亚硝胺是亚硝酸盐和肉制品中的氨基酸发生反应生成的。而亚硝酸盐的作用是帮助加工肉制品展现漂亮的粉红色，控制肉毒梭状芽孢杆菌的增殖风险，延长保质期，同时产生一种火腿特有的风味。至今世界上还没有找到什么物质能完全替代亚硝酸盐的作用，所以各国均许可使用它。

（3）酱制食品中需要添加亚硝酸盐有利于发色和保藏，但可引起胡萝卜素、维生素 B_1、维生素 C 以及叶酸的破坏。尤其重要的是，亚硝酸盐可以转化成致癌物亚硝胺，过多食用有害健康。

29. 什么是营养强化食品

在食物加工过程中，人为添加了营养素的食品就是营养强化食品。这些人为地添加到食品中的营养素，都是在日常膳食中容易缺乏的人体必需营养素。目前世界上已有 60 多个国家通过立法的形式实行了食物营养强化。我国从 20 世纪 90 年代起就实行了食盐加碘的强化，另外还有在大米面粉中强化维生素 B_1、维生素 B_2、烟酸、叶酸、钙和铁，在食用油中强化维生素 A，在酱油中强化铁等。另外，在市场上见到的还有许多添加了钙、铁、锌及维生素 A 和维生素 D 的食品，也都属于强化食品。人们可根据自身的生理特点和营养需求来选择适当的营养强化食品。

30. 碘盐对学龄前儿童是否必要

应以尿碘检测结果为依据决定是否需要通过碘盐补碘。世界卫生组织把儿童尿碘在 100~200 微克 / 升列为适宜范围，根据尿碘含量水平，提倡科学补碘，防止碘缺乏和碘过量。幼儿和儿童期以一年检测一次尿碘为宜。家长应该每周至少为孩子提供一次高碘食物，比如海带、紫菜、昆布、海藻、海蜇和海鱼等海产品。

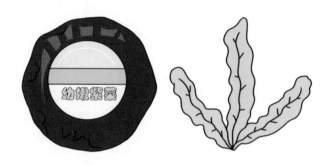

食盐加碘是保证人群碘营养状况的重要措施，是预防碘缺乏病最有效、安全、经济的方法。各年龄组人群需要碘不同，孕妇每天需要碘量是 200 微克，儿童是 100 微克。碘缺乏病是因自然环境缺碘，使机体摄入碘不足所致的一系列损害，如甲状腺肿、婴幼儿和儿童智力缺陷等。儿童严重缺碘可造成智力低下，体格发育落后，甲状腺肿，亚临床克汀病等。

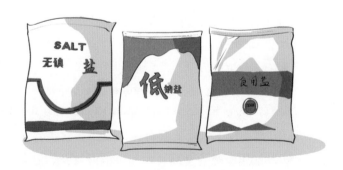

31. 吃铁强化酱油对孩子好吗

可以放心地给孩子食用铁强化酱油。

食物铁强化是目前国际公认的最经济、有效和可持续地给人群补铁的方法，之所以选择酱油为铁强化食物载体，是因为中国 80% 以上的家庭食用酱油。用于酱油铁强化的是中国疾控中心研制的新型铁强化剂（EDTA 钠铁）。EDTA 钠铁在人体内的铁吸收、利用率高于其他铁剂；而且它在酱油中的溶解性较好，不改变酱油的原有口味。此外，EDTA 钠铁在食品加工和储存过程中性质稳定。

以日常饮食正常状态持续食用铁酱油 3 个月后就可以大大改善缺铁性贫血状况。更令人放心的是，没有缺铁性贫血的人也可放心吃铁强化酱油。中国疾控中心的一项研究表明，每天给予婴幼儿 5 毫克钠铁 EDTA，在 18 个月的补充中，原来不贫血的人的血红蛋白还是在正常范围内。

32. 如何正确选择调味品

在为 2~5 岁儿童烹调加工食物的时候，应少盐、少油，并避免添加辛辣刺激性物质和调味品；应尽可能保持食物的原汁原味，让孩子首先品尝和接纳各种食物的自然味道。口味以清淡为宜，尽可能少用或不用味精、鸡精、色素等调味品。

建议 2~3 岁儿童每天食盐量低于 2 克，烹调油用量 10~20 克；4~5 岁儿童每天食盐量低于 3 克，烹调油用量 20~25 克。应少选用含饱和脂肪较多的油脂，如猪油、牛油等；多选用富含必需脂肪酸（亚油酸和 α- 亚麻酸）的植物油，如大豆油、优质菜籽油等。父母应该学会使用限盐勺和控油壶，逐渐做到量化用盐用油。多采用蒸、煮、炖、煨等烹调方式，少用油炸、烤、煎等方式。烹调时可以用醋、柠檬汁、葱、姜、蒜、洋葱、香草等天然调味料来调味，减少油盐使用。酱油、豆瓣酱、甜面酱等调味品含盐量也较高，烹调时应控制使用量。

33. 孩子可以吃蜂蜜吗

3 岁以下幼儿不建议食用蜂蜜。

蜂蜜在收获、运输、保管的过程中，很容易被细菌污染。3岁以下婴幼儿的胃肠功能尚未发育成熟，抵抗力较低，细菌会对婴幼儿的健康造成威胁。蜜蜂在酿制蜂蜜时，有时会采集一些有毒的花粉，人食用由有毒花粉酿制的蜂蜜后可能会发生中毒。因此，即使是给3岁以上的幼童喂食蜂蜜，也要注意选择经过检验的成品蜂蜜，才比较安全。

34. 孩子可以吃醪糟吗

孩子不能吃醪糟。

醪糟是由糯米或者大米经过酵母发酵而制成的一种风味食品，是一种米酒。由于儿童正处于生长发育阶段，各脏器功能还不很完善，此时饮酒对机体的损害尤为严重。儿童即使饮少量的酒，其注意力、记忆力也会有所下降，思维速度将变得迟缓。特别是儿童对酒精的解毒能力低，饮酒过量轻则会头痛，重则会造成昏迷甚至死亡。因此，18岁以下未成年人禁止饮酒，也不建议吃醪糟。

35. 为什么要警惕有毒植物中毒

（1）有毒植物导致的食物中毒时有发生。中毒常发生在家庭就餐，轻者出现头晕、呕吐等各种中毒症状，严重者甚至死亡。商陆、曼陀罗、毒蘑菇、毒野菜、铁树果、桐油果、白果等是常见导致中毒的有毒植物。究其原因，一方面是因为人们对"天然食材"的追捧而有意采摘或购买；另一方面则多因好奇而误食；甚至有许多人抱有侥幸心理，认为有毒植物应该生长在荒山野岭而不是自家庭院，认为自己有经验能够辨认清楚。但事实是有毒植物可以生长在任何它们可以生存的地方，还可能因为人工种植而进入到我们的日常生活空间。

（2）预防中毒关键在于不要乱摘、乱采、乱食野生植物，尤其要防止儿童误食。儿童因其肝脏解毒功能不完善等原因，同样的有毒植物中毒可能会出现中毒剂量更低、中毒后症状更重等问题。一旦误食有毒植物，应立即采用催吐的方式进行急救，减少毒素吸收，并尽快就医。同时，要保存可疑植物，以备检验判别。

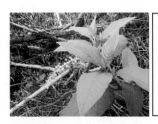

商陆：叶易被误认为野苋菜，根易被误认为人参，果实因其鲜艳的紫红色易被儿童因好奇而误食。一般误食半小时后出现心跳呼吸加快、恶心呕吐、腹痛腹泻，继而眩晕头痛、言语不清、躁动抽搐，甚至昏迷、死亡

曼陀罗：花苞易被误认为秋葵，花易被误认为喇叭花，叶易被误认为可食野菜。一般误食半小时后会出现喉咙发干、声音嘶哑、心跳加快、皮肤潮红、发热等症状，还可出现幻觉、躁动抽搐等症状，严重甚至昏迷、死亡

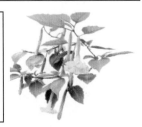

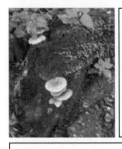

秋生盔孢伞、条盖盔孢伞：易被误认为青杠菌等可食蘑菇。一般误食 6~12 小时后会出现恶心、呕吐、腹痛、腹泻等胃肠炎症状，随后出现严重肝肾功能损害，一般5~8天内病人死亡。因其毒素可溶于水，因此仅饮菌汤亦可导致中毒

崖胡豆：易被误认为板栗。一般误食半小时后会出现口腔发麻、呕吐、腹泻等症状

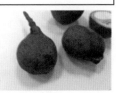

桐油果：味道与花生相似，易被小孩误食。一般误食后半小时出现头晕、恶心、呕吐、腹痛、腹泻、胃部烧灼等症状

白果（银杏果）：大量食用，尤其是生食后会引起中毒，出现烦躁、恶心，呕吐，腹痛、腹泻等情况，严重会导致发热、发绀、呼吸麻痹而死亡

铁树果：成熟的铁树果色泽黄褐色，味道苦中带甜。一般误食后半小时出现呕吐恶心、腹痛、腹泻等症状

四、每天这么吃，就对了

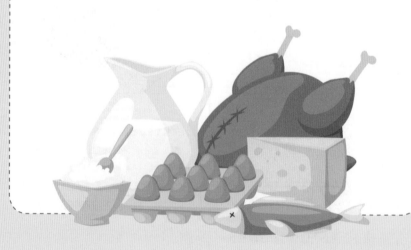

学龄前儿童的膳食必须包括适量的多样化的食物，并采用恰当的烹饪方式进行加工制作，来满足他们的食欲和需要。足量食物、平衡膳食、规律就餐是学龄前儿童获得全面营养和良好消化吸收的保障。一日三餐两点不规律、不吃早餐会影响儿童的营养摄入和生长发育。家长要有意识地引导孩子规律就餐、自主进食，保证每天不少于三次正餐和两次加餐，不随意改变进餐时间、进餐环境和进食量。对于父母和养护人来说，需要关注如何能够让每餐和零食都能既有营养又对儿童有吸引力，这样才能让孩子真正喜爱多样化的有益健康的营养食物。

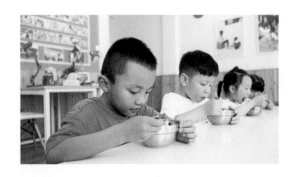

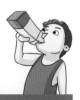

（一）合理安排学龄前儿童的一日三餐和加餐

1. 三餐两点是怎么回事

　　三餐指早中晚三餐，两点指上午 10∶00 和下午 3∶00，即一天吃 5 顿。晚餐的时间比较早时，还可在睡前 2 小时安排一次加餐，即三餐三点。

　　2~5 岁学龄前儿童每天应安排早、中、晚三次正餐，在此基础上还至少有两次加餐。两正餐之间应间隔 4~5 小时，加餐一般分别安排在上、下午各一次，加餐和正餐之间应间隔 1.5~2 小时，晚餐的时间比较早时，还可在睡前 2 小时安排一次加餐。加餐分量宜少，以免影响正餐进食量。可以根据季节和饮食习惯更换和搭配食谱（可参考附录六带量食谱）。加餐以奶类、水果为主，配以少量松软面点。晚间加餐不宜安排甜食，以预防龋齿。在三餐两点或三点之外请勿再给孩子吃其他的食物。

小贴士：

三餐两点举例：

早餐：蛋、粥、菜肉包子。

上午点：牛奶面包或饼干。

午餐：米饭或馒头，香菇炒豆腐，胡萝卜肉丝汤。

午点：酸奶，水果。

晚餐：西红柿鸡蛋面。

2. 怎样合理安排孩子的早餐

早餐作为一天的第一餐，对膳食营养摄入、健康状况至关重要。早餐的食物应种类多样、搭配合理。可以根据食物种类的多少来快速评价早餐的营养是否充足。将早餐吃的食物分为 4 类：①谷类及薯类；②动物性食物；③奶及奶制品／豆类及其制品；④新鲜蔬菜和水果。当早餐包含以上 4 类食品时，可评价为营养充足，3 类为营养较充足，2 类或 1 类为营养不充足。

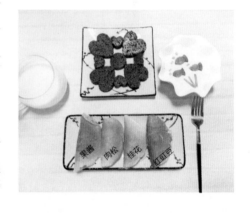

3. 不吃早餐对身体有哪些危害

（1）造成低血糖，使人精神不振：经过一夜的睡眠，人体的营养已消耗殆尽，此时血糖浓度处于偏低状态，如不吃早餐就会使血糖浓度继续下降，出现面色苍白，四肢无力，精神不振的现象，严重时甚至会发生低血糖休克。

（2）严重影响记忆力：大脑的能源来源于葡萄糖，如果不吃早餐，可使大脑能量不足，引起记忆力衰退。长期下去势必影响大脑的发育。

（3）对消化系统的危害：一般情况下，头天晚上吃的食物经过 6 小时左右就从胃里排空进入肠道。第2天若不吃早餐，胃酸及胃内的各种消化酶无事可做，就会试图去消化胃黏膜层。长此以往，细胞分泌黏液的正常功能就会遭到破坏，很容易造成胃溃疡及十二指肠溃疡等消化系统疾病。

（4）造成动脉硬化且更易导致肥胖：人体对一天能量的需求是有标准的，不吃早餐势必加大中晚餐的进食量，而晚餐后一般运动量较小，更容易造成脂肪堆积而导致肥胖，另外长期不吃早餐还会使胆固醇沉积于血管内壁，导致血管硬化。

（5）诱发胆结石：人在早晨空腹时，体内胆汁中胆固醇的饱和度较高，吃早餐有利于胆囊中胆汁的排出。而不吃早餐则容易使胆汁中的胆固醇析出而产生结石。

4. 孩子不喜欢吃早餐怎么办

孩子不爱吃早餐是有原因的，可能是因为没完全睡醒、肚子还没饿、没有胃口、不喜欢吃早餐提供的食物等等，我们应该积极分析原因，从早餐搭配、环境营造、健康教育等多个角度开展干预及引导。

（1）合理搭配，经常变换早餐食物，从色、香、味等角度增加早餐对孩子的吸引力。对于不爱吃早餐的孩子，进餐之前洗漱可以让他慢慢清醒，甚至感到饥饿。就坐之后，不要一下子把所有的食物都摆出来，可以从清淡的或者他喜欢的食物开始，一点一点端上桌。

（2）营造愉悦的就餐环境，让早餐更有吸引力，比如颜色鲜艳的餐具、带有儿童喜欢的卡通图案的桌布、和孩子一起摆放早餐，家长可以在早上或头天

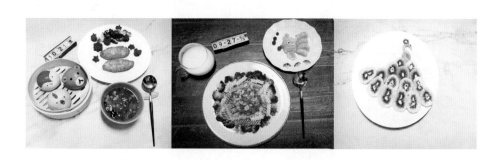

晚上和孩子一起准备早餐，等等。

（3）父母和养护人以身作则，和孩子一起进食，起到良好的榜样作用。

（4）晚餐要清淡，而且进餐时间不要太晚，同时保证孩子的睡眠时间，让孩子在早餐前保持饥饿感，增加吃早餐的食欲。

5. 水果在什么时候吃比较好

对于普通人来说，吃水果不需要讲究时间，可以把水果放在一天中的任何适宜吃东西的时候。

（1）餐前可以吃水果：一方面由于水果的糖分能在一定程度上满足体内热量的需求，从而减少对食物的需求量；另一方面由于水果可以增加饱腹感，从而减少其他食物的进食量。因此，餐前吃水果可防止摄入过多热量，对控制体重，预防肥胖有一定的作用。但是，荔枝不宜空腹食用。荔枝内含有一种叫次甘氨酸 A 的物质，有降低血糖的作用。因此，空腹大量食用荔枝容易出现头晕、恶心、乏力、心慌等低血糖症状。一旦发生荔枝病，只要停止食用，并服用糖水就能有效缓解症状。柿子也不宜空腹吃。

（2）餐后可以吃水果：餐后水果只要不过量，不会增加胃肠负担。除非正餐已经吃得很撑了，还要吃大量水果，那造成胃肠负担的就不仅仅是水果了。

（3）睡前半小时不宜吃水果：睡前半小时内吃大量食物，无论是什么品种，都会造成胃肠负担。如果一定要吃，则必须少量。并且由于水果含有有机酸，容易腐蚀牙齿，造成龋齿，所以食用后要注意刷牙。

6. 水果生吃会拉肚子吗

一般情况下是不会的。

（1）水果一般情况应生吃：水果含有较多的膳食纤维，通过蒸煮可以让纤维变软或断裂，使水果更好消化。但是，蒸煮过后，水果中维生素 C、B 族维生素等对热敏感的营养素或多或少会有所损失，降低了水果的营养价值。但是，在天气寒冷时吃水果，可以将水果稍微热一下吃，避免寒冷刺激孩子的消化道，从而引起不适。

（2）儿童生吃水果拉肚子的原因

1）水果受到了细菌或真菌的污染：为了避免水果受到污染，家长一定要

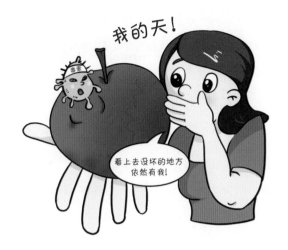

保证食材新鲜，选择适宜的储存方式，制作过程要注意清洁卫生。而且水果就算只烂掉了一小部分，家长们也不要因为节俭而削掉烂的部分继续吃，因为毒素已经渗透到了你看不到的地方。最好的方法还是少量购买，及时食用。

2）过敏：如果是对这种水果过敏，只有暂时不吃，等孩子大一些再慢慢尝试。

3）果糖不耐受：这也是某些水果具有通便作用的原因之一。每个孩子对果糖不耐受的表现不同，如果孩子吃多了一些水果就腹痛腹泻，那么只能适量少吃；如果孩子没有表现出明显不适，仅仅是吃水果后出现一两次大便偏稀，则无需忌口。

7. 饮水的时间和方式有什么讲究吗

（1）少量多次最健康：喝水应少量多次，每次 100 毫升左右，在日常时间里均匀分布；要主动喝水，不要在感到口渴时，再喝水。口渴时，身体已经开始因为缺水而影响健康了（表 7）。

（2）睡前睡醒各一杯：睡觉前喝一杯水有利于预防夜间血液黏稠度增加，而早上起床后喝一杯也能补充夜间隐性出汗和尿液生成导致的水分损失，增加循环血容量。

（3）饮水首选白开水：白开水是自来水或天然水源经过煮沸后的饮用水，安全卫生，且原水中的矿物质基本不受损失，是满足人体健康最经济实惠的首选饮用水。

表7　体内失水程度与相应症状

体重下降程度 /%	症状
1	开始感到口渴,影响体温调节功能,并开始对体能发生影响
2	重度口渴,轻度不适,压抑感,食欲减低
3	口干,血浓度增高,排尿量减少
4	体能减少 20%~30%
5	难以集中精力,头痛,烦躁,困乏
6	严重的体温控制失调,并发生过度呼吸导致的肢体末端麻木和麻刺感
7	热天锻炼可能发生晕厥

（4）饮水总量需充足：通常情况下,2~3 岁儿童每天建议饮水量为 600~700 毫升,4~5 岁儿童每天建议饮水量为 700~800 毫升;但在气候炎热或是孩子活动量明显增多的情况下应适当增加饮水量,且可考虑补充适量淡盐水。

（5）勿把饮料当做水：喝饮料不等于喝水,饮料中含有大量的糖分,长期大量饮用容易导致龋齿、肥胖,增加患糖尿病和高血压的风险。

9. 怎么选择健康的零食

（1）零食种类：应注意选择新鲜卫生、营养丰富、少糖、少油、少盐的食物做零食。推荐和限制的零食种类见表8。

表8　推荐和限制的零食

推荐零食	限制零食
新鲜水果、蔬菜、鲜果汁	果脯、果干、水果罐头
乳制品(液态奶、酸奶、奶酪等)	乳饮料、冷冻甜品类食物(冰淇淋、雪糕等)、奶油、含糖饮料(碳酸饮料、果味饮料等)
馒头、全麦面包、饼干、牛奶玉米棒、煮红薯等	膨化食品(薯片、爆米花、虾条等)、油炸食品(油条、麻花、油炸土豆片、方便面等)、含人造奶油甜点
鲜肉、鱼制品	烧烤肉制品、咸鱼、香肠、腊肉、鱼肉罐头等
鸡蛋(煮鸡蛋、蒸蛋羹)	油炸鸡蛋
豆制品(豆腐干、豆浆)	烧烤类食品
坚果类(煮花生,煮毛豆、板栗等)	高盐坚果、糖浸坚果

（2）零食用量：如果是健康的零食可以每天有计划地少量提供，用量以不影响正餐的食量为宜，更不能用零食代替正餐。如果是高糖、高油、高盐的零食，就更要注意量的控制。偶尔可以吃一点，最好不吃。

（3）零食频率：学龄前儿童每天可以吃 1~2 次零食，随着年龄增大吃零食的次数应减少。

（4）吃零食时间：两餐之间可以吃少量零食，可直接作为加餐；尽量保证准时开饭，吃饭前、后 30 分钟内不吃零食，可以将零食时间安排在餐后 2 小时，离下一餐 1.5~2 小时；不要在看电视时吃零食，也不要边玩边吃零食；睡觉前 1 小时不吃零食。

（5）注意安全：对于学龄前儿童，要注意避免整粒的豆类、坚果类食物呛入气管发生意外，建议将坚果和豆类食物磨成粉或打成糊食用。嬉笑玩耍时不要吃零食。

（6）讲究卫生：尽量不买路边小摊食品。吃零食前要洗手，吃零食后要及时漱口或刷牙。

9. 儿童吃巧克力好不好

儿童偶尔吃一点点巧克力是没有问题的，但必须控制量。在购买巧克力时最好选择天然可可脂成分的巧克力，同时在食用巧克力后，要注意口腔清洁，防止孩子发生蛀牙。

（1）关注"咖啡因"问题：一般来说，成人摄入少量的咖啡因并没有问题，然而摄入过量会出现失眠、头痛、紧张、兴奋的症状。部分对咖啡因过敏的人，即便摄入少量咖啡因，也会出现这些症状。咖啡因也会对儿童和青少年的健康产生影响，在加拿大卫生部 2017 年出台的咖啡因摄入建议中规定 4~6 岁儿童每天咖啡因摄入限量为 45 毫克 / 天（表9）。经测定黑巧克力、巧克力糖果、高乐高和巧克力饼干中咖啡因的含量分别为 2.55、

小贴士：

巧克力含有的黄烷醇是一种天然植物化学物质，是巧克力发苦的主要原因之一。有研究表明，黄烷醇可以通过降低血液中血小板的黏附性来维持健康的血流、正常的血压，还可以作为抗氧化剂保护心脏的健康。

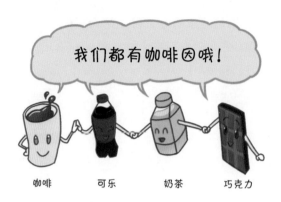

0.26、2.33 及 1.25 克 / 千克。由此看来，每块标准大小的黑巧克力(43 克)内咖啡因含量高达 109.7 毫克，已经超标。

表9　加拿大卫生部咖啡因安全摄入量建议

人群	咖啡因安全限量
健康成人	400 毫克 / 天，约 3 杯 8 盎司(237 毫升)的冲泡咖啡
孕妇、哺乳期妇女或计划怀孕的妇女	300 毫克 / 天，比 2 个 8 盎司(237 毫升)的咖啡略多
4~6 岁儿童	45 毫克 / 天，约 1 罐 355 毫升的可乐
7~9 岁儿童	62.5 毫克 / 天，约 1.5 罐 355 毫升的可乐
10~12 岁儿童	85 毫克 / 天，约 2 罐 355 毫升的可乐
13 岁及以上青少年	2.5 毫克千克体重 / 天，最多不超过 400 毫克 / 天

　　(2) 添加"代可可脂"问题：目前市面上不少巧克力及巧克力制品使用了代可可脂。代可可脂是一类能迅速熔化的人造油脂，在物理性能上接近可可脂，主要通过将植物油氢化而成，含有一定量的反式脂肪酸，过量食用可能会对心血管危害较大。目前要求使用"代可可脂"的巧克力生产商要在配料和产品名称中标注"代可可脂巧克力"，并且在营养成分表中标注"反式脂肪酸"的含量，以便消费者知

　　小贴士：
　　巧克力属于高糖、高脂肪食物，建议少食。因为儿童长期选择高糖和高脂肪食物可增加发生肥胖、血脂异常、心脑血管疾病、糖尿病和骨质疏松症等的风险。高糖零食还可引发龋齿。

悉并自主选择。

（3）可以吃巧克力的时机：在剧烈运动后，或者饥饿时，食用一点点巧克力可以为身体尽快补充能量。

10. 饭前喝汤好还是饭后喝汤好

不一定。

关于这个问题涉及人体水的需求量，以及汤的营养问题。学龄前儿童新陈代谢旺盛，活动量多，水分需要量也大，但儿童的胃容量小，因此每天应少量多次饮水，上午、下午各 2~3 次，晚饭后根据情况而定，不宜在进餐前大量饮水，以免充盈胃容量，冲淡胃酸，影响食欲和消化。鱼汤、肉汤、鸡汤和鱼肉、猪肉、鸡肉的营养价值是不可比的，一般汤里的蛋白质只有肉中蛋白质含量的7% 左右，而大量的蛋白质、脂肪、维生素和矿物质都留在鱼肉、猪肉、鸡肉中，只给孩子吃汤是得不到各种足够的营养素的，根本不能满足儿童生长发育的需要。当然，鸡汤、鱼汤、肉汤味道鲜美可口，可以刺激胃液的分泌，也可增加食欲。因此，家长可以这样做，先给孩子喝点汤，但不宜过多，开开胃口即可，然后再吃饭。另外不宜喝多油浓汤。太浓、脂肪太多的汤，反而会影响孩子的食欲，甚至引起儿童脂肪消化不良性腹泻。

11. 果冻会不会对孩子的健康产生影响

会。因为果冻的主要成分是水、糖及膳食纤维，过多食用会影响孩子对其他食物的摄入，可能导致营养素摄入不均衡，从而影响孩子的身体健康。因此偶尔吃一点可以，但不建议多吃。同时，果冻的形态可能会对儿童尤其是低龄儿童带来安全问题，主要是害怕孩子因为吞咽功能不健全，或者在嬉笑打闹中食用果冻不慎被噎住，可能导致儿童窒息甚至死亡等严重安全事故，因此对于果冻，尤其是凝胶果冻，4 岁以下儿童不宜食用，4 岁以上儿童必须在大人监护下食用，勿一口吞食。

12. 常吃辣条和薯片对健康有害吗

是的。

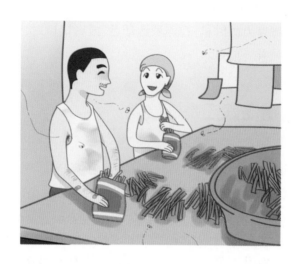

辣条是一种休闲食品，调味面制品，薯片属于膨化食品。从营养健康角度而言，辣条及薯片属于高盐、高油食品，儿童长期摄入高盐、高油食物可增加发生肥胖、血脂异常、心脑血管疾病、糖尿病和骨质疏松症等的风险，而且大量的辣条和薯片摄入，还会影响到儿童正餐及其他营养价值更高的加餐摄入，影响儿童的食欲，因此应尽量少吃，最好不吃。同时，由于现在市面上辣条企业参差不齐，很多小作坊或三无辣条产品因为缺乏监管，可能存在一些卫生问题。而薯片因为膨化过程中食品添加剂问题，有可能导致铝超标，因此我们在让孩子少吃的同时，购买的时候应尽量选择正规商店售卖的品牌食品。

13. 怎么给在外就餐的孩子点餐

（1）遵循"平衡膳食、合理烹调"的原则进行点餐：餐馆烹调时往往会加入更多的油脂和盐，同时也会加入很多调料来刺激食欲。研究表明，学龄前儿童在外就餐的频率、食物摄入量和儿童的饮食习惯和肥胖率等密切相关。因此，建议家长为学龄前儿童在外就餐多点采用蒸、煮、炖、煨等方式制作成的菜品，菜品应至少包含谷类、蔬菜类、肉类三类食物，同时在点餐时向餐馆强调少油、少盐、少调料，尽量不点油炸、煎、炒的菜品，尽量避免含糖饮料。

（2）关注食品安全隐患。尽量不给孩子点凉拌菜、野菜、野生菌等风险较高的菜品，防止发生食物中毒。吃饭前还要让孩子认真洗手，防止病从口入。

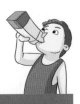

（二）合理烹饪 2~5 岁儿童膳食

1. 为什么孩子的膳食应该单独加工烹制

（1）消化系统的特点决定了孩子的膳食应该单独加工烹制：营养和易消化性，这是人们对食品最基本的要求，孩子的咀嚼功能很有限，无法完全适应固体食物，因此，不能过早进食家庭成人膳食，以免导致消化吸收功能紊乱。

（2）儿童钠的需要量不到成人的一半：从前面的知识介绍中，我们知道学龄前儿童在食物的选择中，烹调会用到盐的食物，如蔬菜、大豆制品、肉等动物性食物的量，与成人相比，已经达到一半以上，而学龄前儿童钠的需要量不到成人的一半，因此，按照成人的口味为标尺，势必使孩子摄入钠过多。

（3）正常味觉培养的需要：在婴幼儿味蕾发育的关键期，千万不要忽视味觉的培养。需要特别注意的是，不能给孩子吃添加了其他刺激性味道的食品，这样不仅不能促进味蕾的发育，重口味刺激还会让宝宝味蕾反应迟钝，长期这样刺激的话，很容易导致以后挑食偏食。

2. 尽量采用的烹调方法有哪些

2~5 岁儿童的膳食应将食物切细碎，尽量采用蒸、煮、炖、煨等方式进行烹调。一是这类烹调方式对食材营养素的损失影响比较小，如蒸制往往能最大限度地保存水溶性维生素；二是食材经过蒸、煮、炖、煨后会比较烂软，儿童容易消化吸收。三是这类烹调方式适合保存食材的原汁原味，可以不添加或者少添加油、盐、糖等各类调味品。蔬菜若选择水煮方式，需要适量加油，这样可以帮助脂溶性维生素的吸收，并且菜汤宜一同食用。蔬菜若选择炒制，则应旺火快炒，旺火能尽量减少营养素的损失。

3. 尽量少用的烹调方法有哪些

2~5岁儿童膳食在烹调方式的选择上应尽量少用油炸、烤、煎等方式。一是食物在炸、烤、煎制过程中，往往需要大量的油，易导致油脂摄入过多；二是食材在高温下营养素损失严重，尤其是必需脂肪酸和维生素，如维生素C，几乎会全部损失，因此油炸食品的营养价值不及原料的1/3；三是食物在炸、烤、煎制过程中，随着温度升高，水分含量逐渐降低，肉的结构会不断变得紧致、结实，不利于2~5岁儿童的消化吸收；四是在高温下，食物脂肪、蛋白质、淀粉会因氧化、分解、聚合、相互作用而产生有毒有害的物质，如杂环胺、丙烯酰胺等；五是植物油反复使用且油温很高时会产生大量苯并(a)芘，当食用油加热到270摄氏度时，油烟中也会含苯并(a)芘等化合物，正在烹调加工的成人吸入油烟其健康也会受到影响。因此，建议少吃或不吃油炸、烤、煎的食品。如果特别想吃，可采用间接烤制方法，使食物不直接与热油接触。如用烤箱，可将食材包上锡纸再烤，这样不仅能更多地保存食物营养素，产生的有害物质也较少。

4. 哪些方法可以增加孩子对蔬菜的摄入

（1）选择不同品种的蔬菜轮流吃：蔬菜品种很多，其中，深绿色、红色、橘红色和紫红色蔬菜都属于深色蔬菜，除了菠菜、油菜等绿叶菜，常见的还有西蓝花、胡萝卜、西红柿、甜椒、南瓜等。这些蔬菜咀嚼起来不费力，而且本身具有酸甜的味道，更容易被孩子接受。不断变换品种，总能找到孩子爱吃的菜。

（2）不强迫但也不放弃孩子不喜欢吃的蔬菜：对于孩子不喜欢的绿叶菜，不要强迫吃，但可以少量多次提供。可以尝试在孩子平时喜欢吃的菜里加入一点点不喜欢吃的绿叶菜，让他们逐渐接受绿叶菜的味道。同时，家长要以身作则起到榜样作用，多给孩子介绍蔬菜的营养价值并表现出对蔬菜的喜爱，千万别当着孩子说什么菜不好吃，以免破坏孩子对这种蔬菜的印象。

（3）巧用烹调方法：比如把蔬菜剁碎了混在馅料里，给孩子做包子、包饺子，也可以做成蔬菜圆子；或者将菜叶打成汁和面，做面条、摊小薄饼等。只要你肯花心思，不怕孩子不吃蔬菜。

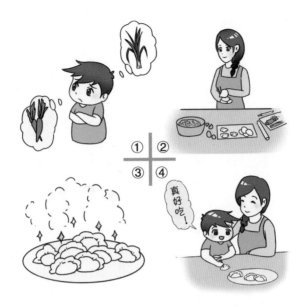

5. 如何合理烹饪蔬菜

根据蔬菜特性来选择适宜的加工处理和烹调方法,尽可能地保留蔬菜中的营养物质。

(1) 先洗后切:尽量用流水冲洗蔬菜,不要在水中长时间浸泡蔬菜。切后再洗会使蔬菜中的水溶性维生素和矿物质从切口处流失过多。洗净后尽快加工处理、食用,最大程度地保证营养素的摄入。

(2) 急火快炒:缩短蔬菜的加热时间,减少维生素的损失。但是有些豆类蔬菜,如四季豆就需要充分加热,以分解天然毒素。

(3) 开汤下菜:水溶性维生素(如维生素 C、维生素 B 类)对热敏感,任何加热都会增加营养的损失。因此掌握适宜的温度,水开后蔬菜再下锅更能"保持营养"。

(4) 炒好即食:已经烹调好的蔬菜应尽快使用,连汤带菜吃;现做现吃,避免反复加热,这不仅是因为维生素会随储存时间延长而丢失,还可能因细菌作用增加亚硝酸盐含量。

(5) 适合生吃的蔬菜,可以作为饭前饭后的"零食"和"茶点",既保持了蔬菜的原汁原味,还能带来健康益处。如西红柿、黄瓜、生菜等蔬菜可在洗净后直接食用。

6. 孩子不喜欢吃蛋怎么办

（1）改变烹饪方式：如果孩子已经吃腻了蒸鸡蛋、煮鸡蛋，可以想办法，花点心思把鸡蛋做成其他各种美味的食物。例如，可以将鸡蛋做成美味的鸡蛋饼、鸡蛋卷、鸡蛋米饭团子等。

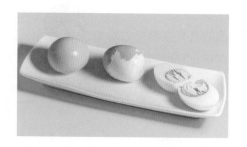

（2）不同种类的蛋换着吃：如果孩子不愿意吃鸡蛋，也可以给他们换着吃各种蛋类，如鹌鹑蛋、鸽子蛋、鸭蛋等。

（3）不要强迫：对于实在不喜欢吃蛋的孩子，要观察是否有对蛋类过敏的现象，如果有，就不要强迫孩子吃蛋，可以吃其他的含蛋白质丰富的食物补充营养，如各种大豆类及其制品和鱼、禽、肉类食物。

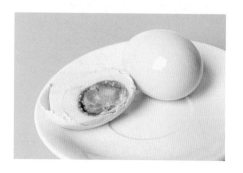

7. 冬天喝牛奶或酸奶可以加热吗

可以。

这个时候很多家长就要问了：不是说酸奶不能加热喝，加热后酸奶中最有价值的乳酸菌被杀死，营养价值和保健功能都会降低吗？其实只把酸奶加热到微温，酸奶中的乳酸菌就不会被杀死，反而会增加乳酸菌的活性，其特有的保健作用会更大。可以把酸奶连同包装放入45摄氏度左右的温水中缓慢加温，随着加温晃动，感觉其温和了，就可以饮用。在寒凉的冬天喝一杯温的酸奶，口感肯定会更好一些。

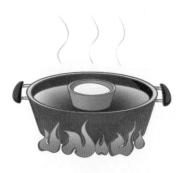

8. 如何在家中自制风味酸奶

原味酸奶太酸，孩子不想吃。那么，我们可以在家自制风味酸奶。根据自己的喜好在酸奶中添加蔬菜泥、果泥、果粒、五谷杂粮粉等，既可以改善酸奶的口感，也能丰富食物种类。也可以用酸奶做成水果捞、酸奶奶昔等食物，这么做既好吃又健康。或者用酸奶当蘸酱，可以加入少量人工甜味剂调味，人工甜味剂几乎不产生能量，也不会增加龋齿的风险。

9. 汤泡饭为什么不好

（1）减少饭量：饭用汤泡过，容量增加。孩子以汤涨饱，每餐的摄入量相应减少。长此下去，孩子一直处于半饥饿状态，影响生长发育。

（2）不利于消化：以汤泡饭，在口腔中的咀嚼机会减少，有时甚至未经咀嚼，食物即已咽下。孩子的味蕾对食物尚未感受味觉，消化液的分泌也就受到影响，久而久之，食欲就会减退。大量汤液进入胃部会稀释胃酸，影响消化吸收，即使孩子吃得饱，营养却没吸收多少。

（3）加重胃肠负担：咀嚼是食物消化过程的第一步，然而因汤泡饭，囫囵吞下，增加了胃的负担，孩子经常出现的胃痛和此不无关系。

10. 鲫鱼汤煮饭营养吗

不一定。

鱼汤中含有少量可溶性蛋白质、氨基酸、鲜味肽、肌酸、肉碱等小分子含氮物质，还有钾元素和可溶性B族维生素，非常容易被人体吸收。和鱼肉比，汤中毕竟水分更多，营养成分如蛋白质、矿物质含量肯定比不上鱼肉。大多数人喝鱼汤是因为想品尝鱼汤的鲜美的滋味，对于正常消化能力的人来说，只喝汤，不吃肉，肯定非常可惜。对于消化能力较弱的病人、老年人、肠胃较差的孩子等，鱼汤中含的很多可溶性含氮物质，可以起到促进食欲和刺激消化液分泌的作用，用鱼汤煮饭还是很好的，比白粥的营养价值要高。不过要注意的是，孩子喝鱼汤时，要注意去油，因为过多的脂肪对小孩子是个负担。

11. 怎样才能保障儿童膳食的食品安全

在选购、制作食品时，要遵循食品安全五大要点：

（1）保持清洁：①拿食品前需要洗手，准备食品期间经常还要洗手；②便后洗手；③清洗和消毒用于准备食品的所有场所和设备；④避免虫、鼠及其他动物进入厨房和接近食物。

（2）生熟分开：①生的肉、禽和海产品要与其他食物分开；②处理生的食物要有专用的设备和用具，例如刀具和切肉板；③使用器皿储存食物以避免生熟食物相互接触。

（3）彻底做熟：①食物要彻底做熟，尤其是肉、禽和海产食品；需要特别注意的食物包括肉馅、烤肉、大块的肉和整只禽类；②汤、煲等食物要煮开以确保达70摄氏度，肉类和禽类的汁水要变清，而不能是淡红色，最好使用温度计；③熟食再次加热要彻底。

（4）保持食物的安全温度：①熟食在室温下不得存放2小时以上；②所有熟食和易腐烂的食物应及时冷却（最好在5摄氏度以下）；③熟食在食用前应保持滚烫的温度；④即使在冰箱中也不能过久储存食物；⑤冷冻食物不要在室温下化冻。如果以室温储存食品，微生物可迅速繁殖。温度保持在5摄氏度以下或60摄氏度以上，可使微生物生长速度减慢或停止。

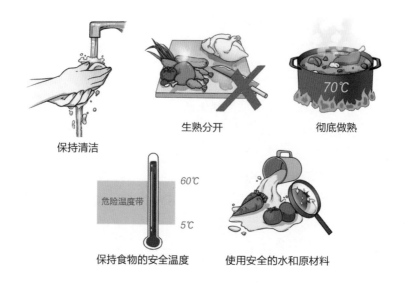

保持清洁　　　生熟分开　　　彻底做熟

保持食物的安全温度　　　使用安全的水和原材料

（5）使用安全的水和原材料：①使用安全的水进行处理以保安全；②挑选新鲜和有益健康的食物；③选择经过加工的食品,例如经过巴氏杀菌的牛奶；④水果和蔬菜要洗干净,尤其是如果要生食；⑤不吃超过保质期的食物。

除此之外,还需要购买正规厂家生产的食物,尽量避免在路边无证经营的小商小贩处购买食品,以减少不必要的风险。

五、不看不知道，习惯真重要

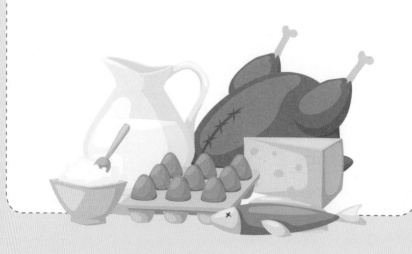

学龄前期是饮食行为形成的关键时期，也是饮食行为问题出现的高发期。这一阶段的儿童模仿能力极强，会观察父母、其他成年人、同龄人等的饮食行为，从而影响自己的喜好和饮食行为的发展。如果不及时加以引导，容易出现挑食，偏食，不合理零食，喜好甜食、饮料、油炸食品等饮食行为问题。毋庸置疑，在所有能帮助儿童克服困境的各种因素中，合格的教养是最为重要的因素。父母和养护人关心儿童，对儿童有情感响应，提供有意义的看护和统一且发展适宜的行为准则，鼓励和表扬儿童，帮助儿童学习用平和的方式解决问题，这样能够帮助儿童形成自尊和自信并教会儿童适宜的社会性行为，同样能促进儿童良好饮食行为的发展。

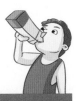

（一）培养健康饮食习惯

1. 为什么家长参与对孩子的健康成长十分重要

　　学龄前期不仅是孩子生长发育的关键时期，还是孩子性格的形成期，儿童良好性格的培养就要抓住这个时期。孩子健康成长，家长的悉心照顾不能缺位，家长除了给孩子提供合理的膳食保证他们生理方面的健康成长外，孩子健全的心智发育更应该引起关注。作为家长应该认识到，家长的教育态度，对儿童性格的形成尤为重要。有研究表明，欲望长期得不到满足，是引起儿童性格不正常或不成熟的最大原因，通情达理、关心、爱护、尊重孩子的父母，培养出来的孩子自信，独立能力强，善于处理相互冲突；喜欢惩罚、过分限制的父母，培养出来的孩子，往往过分运用心理防御机制，变得懦弱或顽固，而父母一味溺爱迁就，培养出来的孩子任性、爱发脾气、怕困难等。因此，家长要加强自我修养，学会从小培养孩子积极的性格特征，对儿童的需求给予敏感的、适宜的、正确的反应，使儿童生活在一个和睦、互相给予爱的家庭环境之中，为儿童良好性格的形成提供有利条件。

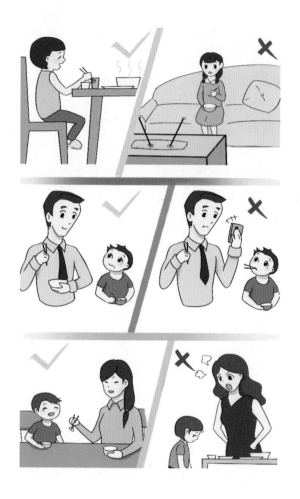

2. 在培养孩子饮食习惯方面有哪些类型的家长

（1）应答型家长：此类父母在喂养过程中能有效区分不同角色承担的责任。父母决定在哪里、何时及提供何种食物，儿童决定吃不吃、吃多少。应答型家长指导而不是控制儿童进食，设定进食规则、给予进餐示范、正面谈论食物并对儿童在进餐过程中发出饥饿和饱足信号及时反馈。这一模式可以促进儿童进食更多蔬菜、水果和奶制品，减少垃圾食品摄入及超重发生。

（2）控制型家长：约一半以上的父母表现出控制型喂养模式。父母可能忽视儿童的饥饿信号，采用强迫、惩罚及不恰当的奖励方式促进儿童进食。这一方法在初期很有效，但随着时间延长，可能导致能量摄入不均衡、蔬菜水果摄入不足、营养不足或过剩的风险增加。

(3) 溺爱型家长:采用这种喂养模式的父母无设定的进餐规则,常不分时间、不分地点、不分环境地满足儿童的进餐需要,为儿童准备特殊或多种食物,但忽视儿童在就餐过程中发出的饥饿和饱足的信号,最终导致儿童摄入适宜食物不足,而高糖高脂食品增加,从而增加超重风险。

(4) 忽视型家长:这一类型的父母不能尽到抚养儿童的责任,与儿童间缺少言语及肢体交流,忽视儿童的进餐信号及生理、情感需求,甚至不为儿童提供食物,从而导致儿童生长不良。这部分父母可能自身存在着情绪障碍,如抑郁等。

3. 怎样从小培养孩子味淡饮食的习惯

(1) 认识重口味的危害:高油、高盐、高糖饮食特点也就是通常说的"重口味"。油、盐、糖摄入过多,会增加高血压、高血脂、超重、肥胖、糖尿病、心脑血管疾病、龋齿等疾病的发生风险。因此,从小养成清淡饮食的习惯对维护孩子一生的健康都至关重要。

(2) 从孩子添加辅食开始注意烹调方法:孩子从出生开始就没有尝过加了调味品的食物,保持食物天然的味道正好可以提高孩子对不同食物口味的接受度,减少以后挑食偏食的风险。一岁之前,添加辅食都不需要额外添加盐和糖。对于味道较淡的食物,可以和胡萝卜、番茄、水果等食物搭配食用,有利于增强食欲。准备家庭食物时学会使用定量盐勺和控油壶,逐渐做到量化用盐用油。多采用蒸、煮、炖、煨等烹调方式,少用油炸、红烧等方式,享受食物天然的味道。

(3) 少吃或不吃的食物品种:少吃炸薯条、炸鸡、油条、方便面等油炸食品;少吃腌腊食品、泡菜、豆腐乳等高盐食品;少吃糖果、巧克力、糕点、含糖饮料等高糖食品。在购买预包装食品时,要注意查阅食品营养成分表,尽量选择低钠和低糖的食品。

4. 您知道食物中的隐形盐吗

我们在日常生活中会遇到很多食物尝起来不咸,但其中也含有一定量的盐,这就是所谓的"隐形盐",常常被人们忽略。常见的隐形盐包括:调味品(如:味精、番茄酱、蚝油、甜面酱、酱油等)、面点、甜品(如:冰淇淋)、话梅、快餐或熟食(如:鸡翅、比萨饼、薯条、香肠、熏肉、方便面等)。以话梅为例,2颗话梅(约12克)就含有1克盐。我们在食用这些隐形盐食品时一定要聪明地选择,特别在购买定型包装食品时,多看看营养成分表和配料表,尽量选择钠含量低的产品。否则,人们很容易在不知不觉中摄入过多的盐,会给身体带来危害。因此减盐除了要控制可见盐,更要警惕隐形盐。

5. 为什么要鼓励孩子多做户外游戏和活动

由于奶类和普通食物中维生素D含量十分有限,儿童单纯依靠普通膳食难以满足维生素D需要量,适宜的阳光照射可促进儿童皮肤中维生素D的形成,对儿童钙质吸收和骨骼发育具有重要意义,每日安排儿童1~2小时的户外游戏与活动,既可接受阳光照射,促进皮肤中维生素D的形成和钙质吸收,还可以通过体力活动实现对孩子体能、智能的锻炼,培养和维持能量平衡,预防肥胖的发生。建议每天结合日常生活多做锻炼(玩耍、散步、爬楼梯、收拾玩具等)。适量做较高强度的运动和户外活动,包括有氧运动(骑小自行车、快跑等)、伸展运动、肌肉强化运动(攀架、健身球等)、团体活动(跳舞、小型球类游戏等)。减少静态活动(看电视、玩手机、电脑或电子游戏)。

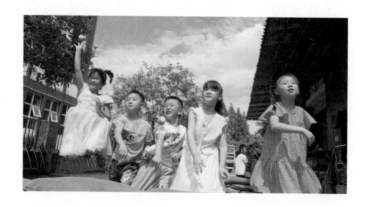

6. 久坐少动有什么危害

(1)认识久坐少动

1)久坐行为:在坐着甚至躺卧时"屏幕时间"活动(如看电视、使用计算机、平板电脑、手机等);坐姿时阅读、画画、做功课;学校里的坐姿,坐车时的坐姿等等。

2）少动就是指身体活动不足，简单来说就是活动量和活动时间不够。

（2）危害：久坐行为的增加与儿童体能下降、肥胖以及心血管代谢疾病的发生相关；同时还与较差的社会适应性、较差的自尊以及反社会行为和较差的学业成绩有关。另外，值得注意的是，久坐行为对健康的危害是独立于身体活动的，也就是说，如果你每天有较长的久坐行为，就算你达到了每天60分钟推荐身体活动量，仍然会对健康产生不利影响。久坐少动行为对健康的影响是一个累积的过程，儿童时期的久坐少动行为不仅影响当下的健康状况、学业、社会交往和心理健康，对成年后的健康状况也具有重大威胁。

（3）行动起来：建议2~5岁儿童每天应进行至少60分钟的体育活动，最好是户外游戏或运动，除睡觉外尽量避免儿童有连续超过1小时的静止状态，即建议儿童每坐1小时，都要进行身体活动。为了减少发生伤害的风险，在进行各类可能有伤害风险的身体活动时，都应鼓励使用防护器具，如头盔等。

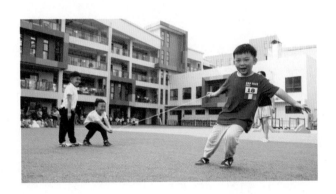

7. 怎样才能减少电子产品视屏时间

（1）认识到危害性：过早或过多地给孩子使用电子产品，会给孩子带来很多的负面影响，对孩子视力、脊椎都会产生损害，甚至影响到孩子脑神经发育。儿童过多地使用电子产品，若再与久坐行为相结合，会导致睡眠不足和身体活动水平低下，导致儿童体能下降、肥胖以及心血管代谢疾病等，还会对儿童心理造成危害，如儿童较差的社会适应性、较差的自尊等。世界卫生组织发布了有关幼儿接触电子屏幕时间的建议报告：2岁以下幼儿不要接触任何电子屏幕，2~5岁儿童每天接触电子屏幕的时间不能超过一小时。

（2）在家里的做法：

1）对于1~3岁的孩子：①父母尽量不在孩子面前玩手机，多与孩子互动、主动更新孩子的玩具等；②父母手机中不要下载游戏，以防孩子因游戏上瘾而索要手机玩；③如果孩子对手机好奇，可向孩子示范打电话、发语音、拍照片等，建立孩子对手机用途的正确认知。

2）对于3~6岁的孩子，尽量不让孩子接触手机游戏：①父母家人手机尽量删除游戏、音乐、视频等各类会吸引孩子的App，即便孩子想要玩手机，除了翻翻相册、拍拍照，也不会觉得有趣，自然不会一直缠着父母要手机玩；②积极培养孩子的阅读习惯，多与孩子共读儿童读物；③丰富孩子的生活经历，积极选择替代性活动，如游戏、运动和户外活动等。多带孩子外出体验大自然，鼓励孩子多结交朋友。

（3）在幼儿园的做法：幼儿园教师要主动控制使用电视、投影等设备的时间。

9. 单侧咀嚼食物有哪些坏处

（1）导致大小脸：如果经常只用一侧牙齿吃饭，会使废用侧的骨和面部肌肉得不到正常锻炼，导致发育不足，而另一侧咀嚼运动频繁，肌肉发育过度，两边面孔看起来就不对称，这种影响对儿童来说极其明显。颜面部如果发育到已经歪长成形，再纠正就非常困难了。

（2）牙齿磨损变形：由于单侧牙齿的过度使用，可以造成咀嚼侧磨牙的严重磨耗，引起牙本质过敏，牙齿遇冷、热、酸、甜等刺激会疼痛，甚至可能引起牙髓炎而发生剧烈牙痛。同时，对于超负荷"工作"的咀嚼牙来说，还会缩短这些牙的使用寿命。

（3）增加口腔疾病的发生风险：由于牙齿咀嚼食物时，可以起到清洁牙齿的作用，这就是牙的自洁作用。而废用侧牙齿因无咀嚼功能，自洁作用丧失，增加龋齿风险，还造成废用侧牙菌斑增多，长期下去，形成牙结石，从而引起牙龈红肿、疼痛、出血等症状，引发牙龈炎、牙周炎等口腔疾病。

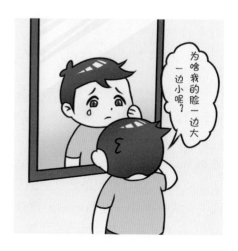

小贴士：

单侧咀嚼的常见原因：①在乳牙发展的后期，由于乳牙脱落，他们一侧牙齿正常的咀嚼功能受到影响，所以只能用另一侧的牙齿吃饭；②一侧牙烂掉而没有及时治疗，吃东西疼痛，不得已只能用健康侧牙齿进食。

如果家长发现孩子有单侧咀嚼的习惯，要及时查找原因，在治疗好牙齿疾患后，还要监督孩子养成双侧咀嚼的习惯，越早纠正，对孩子的牙齿、颌骨发育影响越小。

9. 为什么不要边走边吃或在行驶的车里吃东西

（1）有噎食窒息的危险：由于学龄前儿童的喉部反射性保护功能发育不完善，容易发生呼吸道吸入异物的现象。因此边走边吃或在晃动的车里吃东西，容易发生食物呛入意外。在车上发生呛入窒息，还增加了及时救助的难度。

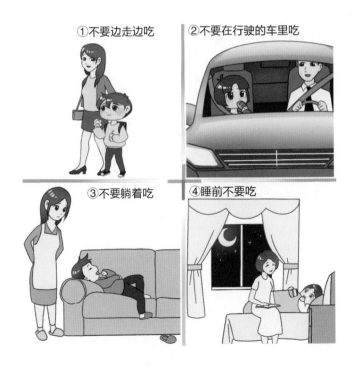

①不要边走边吃　②不要在行驶的车里吃　③不要躺着吃　④睡前不要吃

（2）不利于食物消化吸收：在我们坐得稳稳当当以及身体保持放松并且安静地吃东西的时候，人的大脑只需要指挥消化系统，因此身体内进行食物物理消化和化学消化的器官就能高度协调一致地运转，从而使胃肠道变得舒舒服服，食物中的营养成分才能更好地被身体吸收。相反，边走边吃或在车上吃东西，加重了胃肠道的负担，不利于食物消化吸收，甚至会引起肚子痛。

（3）食品安全卫生得不到保证：室外空气中可能尘土飞扬，也可能充满致病菌，在这样的环境中吃东西，食物容易被致病菌和有害物质污染，从而引发食源性疾病。

10. 为什么睡前不宜进食

（1）加重消化系统负担：睡觉时全身是放松的，身体的内外器官因此得到调节。如果睡前吃夜宵，消化系统在睡觉时还要工作，内脏的血液供应增加，身体内外得不到调节，这会对身体健康有害。

（2）引起胃酸倒流到食管：胃上端和食管的接口有一组肌肉，称为括约肌。平时它都会紧闭，有时候暂时松弛，松弛现象多在吃饭后三小时内发生，好让随着食物或说话时吞下的空气释放出来，于是胃酸有机会随之向上涌。本来睡觉时仍有自我保护功能，连带括约肌松弛的现象也减少。不过，如果睡前（包括午睡前）有食物在胃里胀起来，上述的自我保护功能便会消失，括约肌的松弛现象甚至增加，胃酸倒流增多。夜宵若选高脂低纤维的食物可能加剧胃酸倒流。躺着吃东西，也会导致胃酸倒流。长此下去，食管细胞受胃酸刺激变质，就可能引起食管癌前病变，甚至恶化为食管癌。

（3）睡前一小时不要吃东西：如果吃饭较早，睡觉却比较晚，到了睡觉的时候饥肠辘辘，可以在睡前一小时之前选择一些有饱腹感、低热量、低脂肪的食物做夜宵，比如水果、脱脂牛奶等，以缓解饥饿感，不要选择精制高热量的食物，油炸类的快餐食物就更不要吃了。

11. 为什么不宜边看电视边吃饭

（1）看电视会降低儿童的食欲：人体内血液的分配也遵循多劳多得的原则，当看电视时，大脑处于工作阶段，血液便会多分配一些给大脑，以保证大脑的工作，相应地血液流经胃肠系统的量就不充足。所以，如果一边吃饭一边看

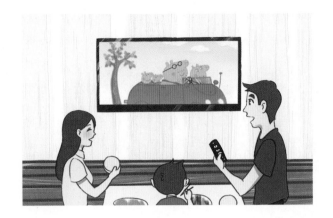

电视，可能由于看电视使得胃肠道的供血不足，影响消化，长此以往会导致胃肠疾病。同样的，边看手机、平板电脑边进食或者边和宠物玩耍边进食，也对健康进食不利。

（2）电视上的广告会对儿童的食物偏好和食物选择产生重大影响：目前，电视广告中超过一半的内容是食品广告，尤其是谷物类食品（大部分都是加糖的）、糖果、含糖饮料和快餐食品。有益健康营养丰富的食物，很少出现在电视广告里，而大多数广告食品中都含有大量的糖分或脂肪，都是高热量食品，因此这些广告食品不利于儿童的饮食健康。另一个需要警惕的是，成人在选择食物时往往受到儿童食物偏好的影响，儿童的食物偏好恰恰是在电视食品广告的影响下形成的。因此，不仅不要让孩子边看电视边吃饭，还要限制孩子看电视的时间，并帮助孩子正确理解电视广告。

12. 如何预防噎食窒息

（1）教育孩子吃东西时一定要集中注意力，不可嬉笑、蹦跳、追逐打闹。家长不要在孩子吃东西时逗笑或者批评孩子。

（2）不要给小于 4 岁的幼儿吃硬的坚果和豆类食物，如果孩子一定要吃，可以碾碎了再吃。如果吃带核或带籽的水果，如枣子、西瓜，应先将核或籽去掉。特别留意一些危险的食物，如果冻、硬糖等。

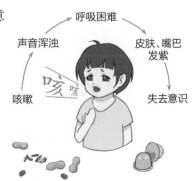

呼吸困难

声音浑浊

皮肤、嘴巴发紫

咳嗽

失去意识

咳咳

小贴士:

海姆立克急救法是由美国外科大夫海姆立克先生于 1974 年发明的,至今已挽救了无数患者,它主要用于呼吸道异物的排出。对 1 岁以上的儿童及成人采用以下方法施救:施救者站在被救者身后,两手臂从被救者身后绕过伸到肚脐与肋骨中间的地方,一手握成拳,另一手包住拳头,然后快速有力地向内上方冲击,直至将异物排出。

（3）孩子呕吐时,应该把他的头偏向一侧,避免呕吐物吸入气管。

（4）掌握海姆立克急救法的具体步骤,以便在孩子吸入异物的紧急情况下进行自救。

（5）如果窒息患者已经意识不清,开始实施心肺复苏法;30 次胸部按压,2 次人工呼吸,直到救护人员到达。

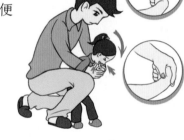

13. 为什么要养成饭前便后洗手的好习惯

（1）可以有效减少与病原微生物接触的机会:实验表明,人的双手上平均携带 1 000 万个细菌,甚至比电梯扶手等很多物品还脏。此外,人在 1 小时

做这些前请洗手:

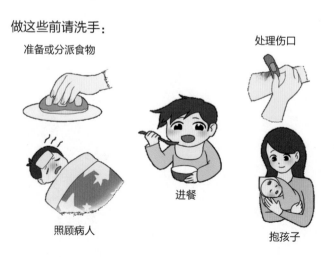

准备或分派食物

处理伤口

进餐

照顾病人

抱孩子

做这些后请洗手：

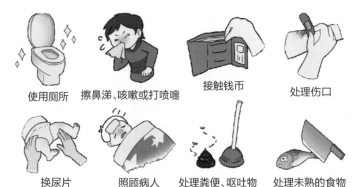

使用厕所　　擦鼻涕、咳嗽或打喷嚏　　接触钱币　　处理伤口

换尿片　　照顾病人　　处理粪便、呕吐物　　处理未熟的食物

洗手过程要仔细：

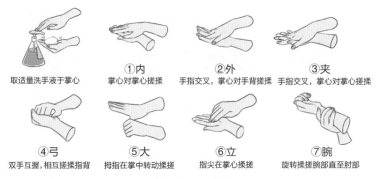

取适量洗手液于掌心　　①内 掌心对掌心搓揉　　②外 手指交叉，掌心对手背搓揉　　③夹 手指交叉，掌心对掌心搓揉

④弓 双手互握，相互搓揉指背　　⑤大 拇指在掌中转动搓揉　　⑥立 指尖在掌心搓揉　　⑦腕 旋转揉搓腕部直至肘部

洗手搓揉时间不应少于20秒，儿童对于时间没有概念，
可让其洗手时唱2遍生日快乐歌。
洗手后应自然风干或用一次性纸巾擦干。

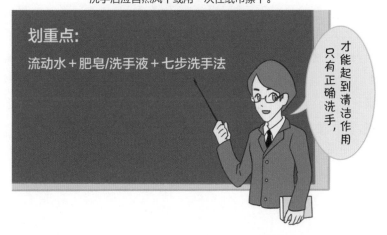

划重点：

流动水 + 肥皂/洗手液 + 七步洗手法

只有正确洗手，才能起到清洁作用

内至少会有 3 次用手去碰自己的鼻子、眼睛等部位，在病原微生物的传播中起到了传播媒介的作用。因此，养成良好的洗手习惯，能有效减少与病原微生物接触的机会，达到预防疾病的目的。

（2）正确的洗手方法：正常情况下，肥皂（或洗手液）洗手可有效预防感染性腹泻、流感、手足口病、红眼病等多种传染病，掌握正确的洗手方法，养成良好的洗手习惯，是保持饮食卫生，预防传染病最简单、经济的方法。掌握好洗手时机，按照七步洗手法正确洗手，才能起到清洁作用。洗手揉搓时间不应少于 20 秒，儿童对于时间没有概念，可让其洗手时唱 2 遍生日快乐歌。洗手后应自然风干或用一次性纸巾擦干。

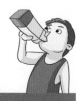

（二）纠正不良饮食习惯

1. 儿童饮食行为问题有哪些

儿童常见饮食行为问题包括吃得少、吃得慢(>30 分钟)，对食物不感兴趣，拒绝某些食物，不愿尝试新的食物，强烈偏爱某些食物的质地、味道、类型，食物过于精细，害怕进食较粗食物，饭菜经常含在嘴里不下咽，进食技能低于相应年龄应具有的能力，如不会或不愿自喂、使用餐具；进食时做某些事情（如看电视）；吃饭时地点不固定（如追着吃）；吃饭时需要一些小道具等。概括起来，儿童饮食行为问题分为四大类：食欲缺乏、挑食、恐惧进食及喂养互动不良。特别需要注意的是，家长和养护人要学会识别被误认的食欲缺乏，以减轻育儿焦虑。家长常常将家族性矮小、进食量少的儿童当成食欲缺乏。实际上，在正常儿童中，食入量的多少与其体型相适应；且随着生长速度的下降，儿童的食欲也会随之下降。当父母误认为儿童食欲缺乏，且采取不恰当的喂养方法，如强迫进食，则会导致儿童喂养困难。

2. 怎样纠正孩子挑食偏食习惯

（1）家长要有耐心并做好榜样:应鼓励儿童选择多种食物,引导其选择健康食物。对于儿童不喜欢吃的食物,可通过变换烹调方法(如将蔬菜切碎,将瘦肉剁碎,将多种食物制作成包子或饺子等)、做得更好看更能勾起孩子食欲,也可采用重复小份供应,鼓励尝试并及时给予表扬,不强迫孩子进食。

（2）增加儿童身体活动量:尤其是选择儿童喜欢的运动或游戏项目,能使儿童肌肉得到充分锻炼,增加能量消耗,增进食欲,提高进食量。

（3）依托托幼机构开展"食育教育"也可取得较好的效果:托幼机构老师在日常教育中积极引导孩子形成平衡膳食的合理模式。另外,还可以让孩子参与到食物种植、食物制作等过程中,让孩子们热爱自己制作的食物。而同伴的正向引导作用也非常有效果,可以将爱挑食、偏食的小孩和平衡膳食的小孩安排在一组共同进餐,通过同伴之间的交流和比赛等方式激发孩子养成良好的饮食习惯,不挑食、不偏食。

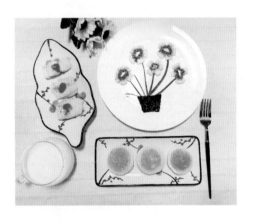

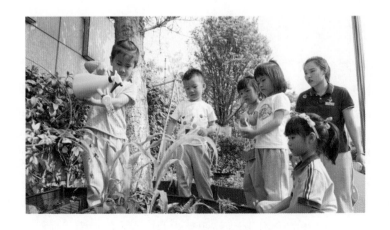

3. 如何纠正孩子边吃边玩的习惯

（1）家长起到良好的榜样作用：家长良好的饮食行为对儿童具有重要影响，建议家长以身作则，言传身教，起到良好的榜样作用。要做好饭前准备工作，提前让孩子收拾好自己的玩具，并鼓励孩子帮助父母做一些力所能及的餐前准备，比如摆碗筷，吸引孩子对进餐的注意力，固定时间、固定座位、固定餐具，可帮助孩子树立正确的进餐观念，例如大家关注谁还没坐到餐桌边，让孩子感受到不光是在用餐，还能愉快地享受用餐时光，围着餐桌边吃边交流情感。

（2）家长应该避免的行为：进餐时家长不要追着喂孩子。如果孩子只需被动地张口接受食物，便有更多的精力注意周边的事情，应鼓励孩子自己进餐，这不仅是一项生活自理能力的培养，还可增进孩子进餐的主动性。

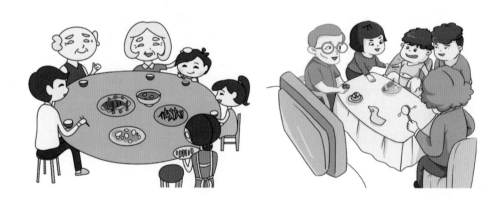

4. 您知道食物恐新症吗

对于新的食物的恐惧就是食物恐新症，这在所有幼儿和学龄前儿童中都是很普遍的。值得庆幸的是，孩子逐渐长大的时候，这种恐惧就会减少，在青春期的时候就会消失，食物恐新症能够保护好奇的儿童不去尝试环境中有毒的食物。家长对此要保持乐观而执着的态度，孩子可能前 14 次都会拒绝一种食物，但是在第 15 次的时候，突然觉得这种食物很熟悉是可以接受的；相反，父母的负面注意或者任何想要强迫孩子的行为都不会奏效。另外，刚开始吃饭的时候，孩子的肚子很饿，这个时候介绍孩子吃新食物就容易成功，也可给孩子尝试大人喜欢的食物，因为孩子喜欢模仿大人的行为。

5. 针对幼儿园里吃饭特别慢的孩子该怎么办

(1) 找准儿童吃饭磨蹭的原因,采取针对性措施:可能是因为他们吃饱了,也可能是因为他们更喜欢吃别的东西,或者是他们知道可以用这种行为吸引成人的注意。教师要安排进餐所需要的适宜时间长度(20~25分钟),当用餐所剩时间不多时要提醒儿童,超过用餐时间将让他们离开餐桌,结束用餐。这种做法会在一定程度上使儿童感到不愉快,但他们很快就会明白吃饭时间就必须认真吃饭。不过在用餐期间要避免催促儿童,并且要保证儿童有足够的时间进餐。有时候儿童制造乱糟糟的场面造成吃饭慢,其目的仅仅是为了获得成人的注意,在这种情况下,成人应不理睬这种行为,避免强化或鼓励这种行为再次发生。如果儿童这种行为本可以避免却经常出现,教师和家长就不应该容忍这种行为,这时要让儿童离开餐桌,停止进餐。

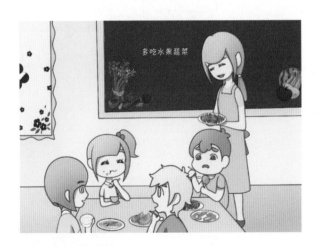

(2) 家长和教师必须及时沟通,并达成统一的解决方法:这一点非常重要。如果饮食行为的规则在家庭和幼儿园之间不断变化,那么儿童不可能学会积极的饮食行为。

六、孩子生病了，又该怎么吃

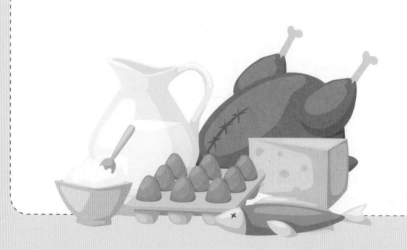

发热、急性胃肠炎、感冒、便秘、食物过敏、口腔疾病等是学龄前儿童的常见疾病。儿童在患病期间，体内代谢的改变必然影响营养素的正常代谢，因此，需要调整或补充相应的能量和营养素，选择适宜的食物和烹饪方式。同时，儿童患病期间必然涉及吃药的问题，口服药品采用何种液体送服，服用中药有无饮食禁忌、哪些食物会影响某些药物的药效，这些问题值得关注。

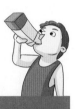

（一）常 见 病

Ⅰ. 发热的孩子该怎么吃

（1）低热：吃软食，与平时膳食相比，膳食纤维少一点，便于咀嚼，易于消化，每次的数量可比平时略少，吃饭的次数可以比平时增加 2 次。特别注意不吃煎炸、辛辣、刺激性大的食物，少吃产气过多的食物。主食以发酵类面食为主，米饭、面条应比平时更软，包子和饺子等应选择含膳食纤维较少的蔬菜作为馅料，肉类应选择细嫩的瘦肉，多选用禽肉和鱼虾等，也可制成肉丸、肉末。多用含膳食纤维少的蔬菜，如南瓜、冬瓜等，可煮烂制成菜泥，豆制品也可食用，不宜食用凉拌蔬菜以及含膳食纤维较多的蔬菜，如芹菜、豆芽、竹笋等，不宜食用坚果类等。

（2）中度发热：吃半流质饮食，这是介于软食与流质膳食之间的饮食，是易咀嚼、易吞咽、少膳食纤维、无刺激性的半固体食物，呈半流体细软状态，食物选择可用稀饭、细面条、面包、蛋糕、藕粉、馄饨、芝麻糊、蛋花汤等，肉类和蔬菜选择同软食。

（3）高热：吃流质膳食，是极易消化、含渣很少呈流体状态和在口腔内能融化的膳食，如各种肉汤、米汤、牛奶、蒸蛋羹等，流质膳食是不平衡膳食，不易长期使用。流质膳食具有易吞咽、易消化、少渣不油腻、不胀气的特点，同时应避

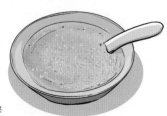

免过甜、过咸或过酸食物。

2. 急性胃肠炎该如何进行营养保障

（1）认识急性胃肠炎：主要症状是恶心、呕吐、腹痛、腹泻等，多是由胃肠道感染了病毒或细菌引起。呕吐或腹泻是机体的一种保护机制，可以加速将病毒或细菌排出体外，因此如果症状轻微就没有必要使用止吐或止泻的药物。但是呕吐或腹泻会造成体液大量流失，引起脱水和电解质失衡，此时需要尽快使用非处方的口服补液盐补液。呕吐和腹泻通常不会持续超过一周，疾病痊愈后孩子的营养状况很快就可以恢复正常，家长不必过于担心。

（2）注意饮食方式：呕吐和腹泻出现的前 4 个小时，不同年龄的幼儿应服用的补液盐量分别为：6 个月以下的婴儿，每小时 30~90 毫升；6 个月 ~2 岁儿童，每小时 90~125 毫升；2 岁以上儿童，每小时 125~250 毫升。口服补液盐可以在药店购买，不建议在家自制糖盐水，以免盐分过多加重腹泻。对于有呕吐症状的儿童，需要暂时禁食，但仍需要服用口服补液盐。可以少量、频繁地补液，直到不再呕吐。除了补液以外，家长可以适当给孩子补锌和补充益生菌，可能有助于减轻腹泻。当呕吐或腹泻减轻后，应尽早恢复到平常的饮食。刚开始可以少量、频繁地进食，如果吐泻症状没有加重则可以逐渐增加进食量。避免让孩子喝果汁等含糖饮料和碳酸饮料，防止腹泻加重。

3. 感冒了还能吃高蛋白食物吗

可以。

感冒常由病毒或细菌感染引起，俗称"伤风"，主要症状为喷嚏、鼻塞、清水样鼻涕、咳嗽等。一般 5~7 天痊愈，伴发并发症者可能病程较长。感冒常跟机体免疫力较弱有关。感冒时呼吸系统和消化系统的功能较健康时差，饮食要注意清淡、易消化。鸡蛋、鸡肉或鱼虾这些高蛋白的食物含有丰富的优质蛋白质，而且比较容易消化吸收，只要没有严重的胃肠道症状，不对这些食物过敏，适当食用是不会增加胃肠道负担的，还可以增强机体免疫力，有利于疾病康复。在烹调方法上，首选蒸鸡蛋或蛋花汤，既营养又容易消化吸收。煎鸡蛋或炒蛋等油脂含量较多，最好不吃。另外，鸡肉和鱼肉的烹调方式也以清蒸、水煮为宜，或做成肉末粥。

鸡蛋营养吃法排行榜

水煮蛋（推荐指数★★★★★）
蒸　蛋（推荐指数★★★★★）
荷包蛋（推荐指数★★★★　）
鸡蛋汤（推荐指数★★★★　）
煎鸡蛋（推荐指数★★★　　）
茶叶蛋（推荐指数★★　　　）

4. 感冒有哪些饮食禁忌

（1）少吃甜食：无论是高糖的水果还是甜品点心，在感冒期间要少食。甜食不但会增加痰的黏度，增加痰的量，还会导致腹胀，抑制食欲。

（2）不吃辛辣刺激的食物：辣椒等刺激性食物可增加胃肠负担，甚至引发恶心、呕吐等。

（3）不喝浓茶、咖啡：浓茶容易导致大脑兴奋，加快脉搏、升高血压，可能导致感冒伴发热的患者体温升高、加重病情；并且茶中的一些物质可能影响药物的吸收和代谢，从而降低药效。

5. 便秘怎么办

（1）认识便秘：一般情况下，当排便次数减少（少于 2~3 次／周），排便费力，大便干结或量少时可称作为便秘，部分孩子腹部胀满、食欲下降也可能是便秘的信号。便秘是儿童常见的胃肠道问题，长期便秘容易引起食欲下降、进食量减少，影响生长发育及免疫力，严重者可能导致精神不集中、智力发育低下等问题。多数儿童便秘是由不合理饮食及不良生活习惯引起的。因此，当孩子有便秘情况时，不建议一开始就使用帮助排便的药物，应该在排除肠道器质性病变或其他病因的基础上，改善饮食结构及生活习惯。

（2）优化膳食结构，注意食物搭配：日常适当增加新鲜蔬果等富含膳食纤维食物的摄入。2~3 岁幼儿每日应摄入蔬菜 200~250 克，水果 100~150 克，主食中也可适量添加小米、薯类等杂粮。4~5 岁儿童每日蔬菜量可以达到

250~300 克；保证每日饮水量及身体活动量。饮水以白开水为主，少量多次，2~3 岁幼儿每日饮水量应达到 600~700 毫升，4~5 岁 700~800 毫升；每日不少于 1 小时的户外游戏或运动；养成良好的排便习惯。相对固定的排便时间及环境有利于养成规律排便，排便时避免分散孩子注意力，每次排便时间不宜过长，5~10 分钟为宜。

6. 孩子"烂嘴角"和口腔溃疡应该怎么吃

（1）原因分析：

1）烂嘴角：医学上称"口角炎"，是秋冬季节易患的一种口腔疾病。口角炎在婴幼儿及儿童中发病率较高，发生于口角、唇部，局部皮肤黏膜皲裂糜烂是该病主要临床表现，严重者甚至有炎性分泌物渗出，多伴有疼痛。口角炎发病原因可以归为季节变化、饮食和生活习惯 3 个方面。其中，挑食、厌食等不良饮食习惯可造成营养素摄取不均衡，尤其是维生素 B_2、锌的缺乏更容易引发口角炎疾病，不良生活习惯也是诱发口角炎的重要因素，如舔舐嘴唇、吮手指、吃零食等。

2）口腔溃疡：复发性阿弗他溃疡（RAU）是最常见的口腔黏膜溃疡类疾病，患病率为 10%~25%，一般表现为反复发作的圆形或椭圆形溃疡，具有"黄红凹痛"的临床特征。RAU 患者的血清维生素 B_{12} 水平较健康人群显著降低，因此认为维生素 B_{12} 缺乏是 RAU 的病因之一。

（2）饮食疗法：为预防儿童口角炎，膳食方面应注意膳食平衡和搭配，多给孩子摄入富含维生素 B_2 和锌的食物（如动物的肝肾、蛋类、豆类及绿叶蔬菜等）；同时注意合理的烹调方法，避免营养素的流失（如熬米粥、煮豆类时尽量不放碱等）。针对口腔溃疡，膳食中应该注意多吃富含维生素 B_{12} 的食物，维生素 B_{12} 来源于动物性食品，主要食物来源为肉类、动物内脏、鱼、禽及蛋类，在乳及乳制品中含量较少。植物性食品基本上不含维生素 B_{12}。

7. 家长该怎么帮助孩子远离蛀牙

（1）妊娠期就应开始注意：乳牙的矿化开始于怀孕的第四个月，恒牙的矿化开始于出生的第一年。妊娠期母亲应注意摄取胎儿牙齿发育所需营养（含钙食物），避免身体感染，给孩子提供好的牙体基础。

（2）1岁前：婴儿出生后应当养成定时喂奶的习惯，杜绝睡前吸吮乳汁及含乳头入睡的现象。合理喂甜食，间断进食白开水。乳牙萌出后应每日用刷牙指套或纱布为婴儿清洗乳牙。

（3）1~3岁：幼儿在断奶后要饮食均衡，控制糖类和软精制食品的摄入，培养咀嚼食物的习惯。减少两餐间的甜味零食，减少牙齿接触含糖食物的次数，比吃糖多少对护牙更关键。最后两个臼齿长出来时（2岁半至3岁），帮助宝宝用牙线清洁牙缝，特别是睡前。

（4）3~6岁：3岁时可教给儿童自己刷牙的方法，帮助孩子养成自觉刷牙的好习惯。6岁前推荐圆弧刷牙法，即在牙面上画大圈圈的方法，家长每天至少一次帮助孩子刷牙。

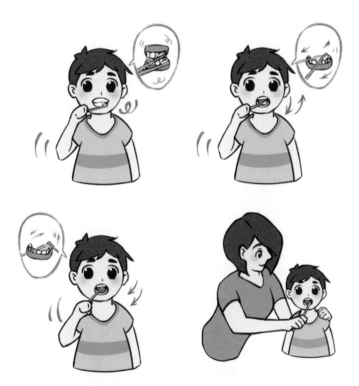

刷牙齿外侧时，牙刷画圆圈的方式呈顺时针刷牙。
刷牙齿内侧时，刷毛放置磨牙内侧面拂刷。
刷尖牙及门牙内侧时，将刷柄竖起用牙刷顶端部位刷牙。
家长每天至少一次帮助孩子刷牙

（5）6岁后：推荐巴氏刷牙法，牙刷贴着牙面保持45度角，上牙自上往下，下牙自下而上，采用旋转法、颤动法均可，注意不要损伤牙龈及磨损牙面，见下图。

巴氏刷牙法

切记：刷牙手法比刷牙工具更重要！！！

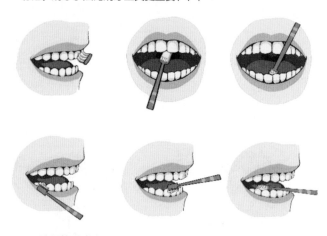

1. 选用软毛刷头
2. 刷头与牙长轴45度角倾斜
3. 力道轻柔，每次短距离的水平颤动
4. 认真刷够3分钟！

（6）其他：每半年进行一次口腔检查，牙齿涂氟防龋。乳牙如果发现已患龋，应及时进行治疗，不要因为要换牙就放任不管。7岁左右，可以对六龄齿（第一恒磨牙）进行窝沟封闭处理，以预防龋齿。

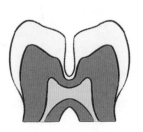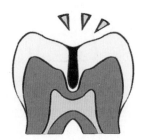

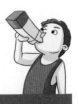

（二）食物过敏

1. 牛奶过敏的孩子还能吃普通牛奶和配方奶吗

不能。这个时候我们需要根据孩子的过敏症状的轻重换用深度水解配方奶或者氨基酸配方奶，具体怎么选奶可以参照下图。

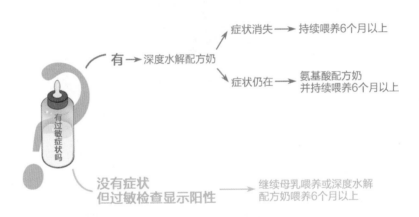

2. 水解奶粉的营养价值会打折扣吗

不会。水解配方奶和普通配方奶的主要区别就是蛋白质的存在形式不同。普通配方奶中蛋白质是以整蛋白的形式存在，含有引起牛奶蛋白过敏的过敏原；水解配方奶中蛋白质被预先水解成了短肽或氨基酸，不易引起牛奶蛋白过敏。无论是水解配方奶，还是普通配方奶，其蛋白质在人体内最终都是以氨基酸的形式被吸收利用的，营养价值基本一致。

3. 水解奶粉需要吃多久

一般以 6 个月作为一个周期。如果孩子的各种过敏症状减轻／消退,6 个月以后可以尝试着换用稍低水解程度的配方奶进行尝试:比如原来吃氨基酸配方奶的宝宝可以试试深度水解配方奶,原来吃深度水解配方奶的宝宝可以试试部分水解配方奶,详见下图。两岁后,若牛奶蛋白过敏依然存在,可进行无奶饮食,并通过膳食评估和喂养指导以保证必需宏量和微量营养素充足。

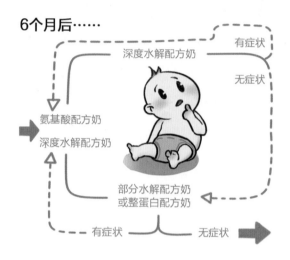

4. 鸡蛋过敏的孩子还能吃鸡蛋吗

看情况。宝宝食物过敏检测单上会说明宝宝是蛋清过敏或是蛋黄过敏或是全蛋过敏,宝爸宝妈可以根据宝宝的具体过敏情况为宝宝回避蛋清、蛋黄或者整个鸡蛋。回避鸡蛋后,若宝宝过敏症状完全消失,则在 12 个月后可再次少量尝试,观察宝宝有无过敏症状,或重复食物过敏原检测。最后,要注意的是如果宝宝对鸡蛋存在严重过敏,如过敏性休克、喉头水肿等,宝爸宝妈们就不要擅自给宝宝尝试这类食物,一定要在医生的监督下让宝宝食用,还要随身携带包含过敏食物处理方法及联系人等信息的救助卡片,便于及时处理。

5. 食物过敏的孩子长大后会正常吗

有可能。食物过敏常会随年龄增长而出现临床耐受。但早期治疗对于改善预后具有重要意义。治疗原则包括通过回避致敏食物，而阻止症状的发生。通过药物使已出现的过敏症状得以缓解，积极治疗因意外摄入导致的严重过敏反应，通过宣教使患者和患儿家长坚持治疗，避免无意摄入。还要制作救助卡片，尤其是发生过严重全身过敏反应的孩子。定期监测，食物过敏有随年龄增长而治愈的可能。通常主张每3~6个月进行重新评估，以调整回避性饮食治疗方案及时间，但对于有过敏性休克家族史或严重症状的患者，饮食回避的时间应适当延长。研究发现，益生菌及益生元制剂可能有助于减少生命早期过敏症状，尤其是婴儿湿疹。世界变态反应组织最新过敏预防指南中指出，对于高危儿童可以使用益生菌预防湿疹。对于不能母乳喂养的婴儿，建议添加含有益生元的配方粉，以预防过敏。

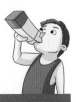

（三）药物与食物的相互作用

1. 茶水饮料可以送服药吗

送服药方式尽可能遵医嘱。口服用药一般应该用白开水送服，而不适宜用茶水、果汁、咖啡、牛奶、豆浆等饮料。原因包括：

（1）茶水中含有咖啡因、茶碱、鞣酸等成分，鞣酸可以使一些含金属离子的药物（如铁剂、钙剂等）产生沉淀，不仅降低疗效，还会引起胃部不适。各种酶制剂如多酶片、胃蛋白酶等与茶叶中的鞣酸结合生成鞣酸蛋白而失去疗效。茶碱为偏碱性物质，可使一些偏酸性的药物药效降低；咖啡因具有兴奋中枢、强心和利尿作用，如果送服镇静、催眠和中枢抑制剂时，作用相抵消。

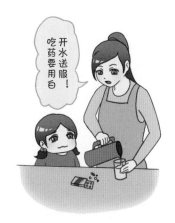

（2）有些果汁中含有维生素C，具有酸性和氧化还原作用，可使红霉素的作用明显降低，其他

受到影响的包括庆大霉素、华法林、阿司匹林、氯丙嗪等很多种药物。有些果汁含有西柚汁成分，西柚汁可以抑制体内代谢酶的活性，增强环孢素、尼卡地平、咪达唑仑等药物的吸收，使得药物在血液中的浓度升高，副作用增强。

（3）牛奶与药物同时服用时，牛奶可以在药物和胃黏膜表面形成一层薄膜，影响药物的吸收；牛奶还可与部分药物发生物理或化学反应，例如牛奶中的钙、磷等容易和中药中的有机物质发生化学反应，生成难溶性的化合物；牛奶中的蛋白质可与葡萄糖酸钙等药物形成凝块，影响吸收并且加重胃肠道的负担；牛奶与洋地黄、地高辛等强心剂同服时，牛奶中含有的钙能增强药物的毒性，使得药物蓄积中毒。

2. 服用中药时需要忌口吗

需要遵医嘱。服中药时的饮食禁忌包括病症食忌和服药食忌。

（1）病症食忌是根据疾病性质讲究"忌口"，像湿热病应忌食辛辣、油腻、煎炸食品，而寒凉症就应忌食生冷、寒凉的东西。结肠炎属湿热病，应选择清淡易消化的食物，而狗肉性燥，不适合此时补养。

（2）服药时的食忌讲究更多，如服人参、黄芪时忌食萝卜、服鳖甲忌食苋菜等。服中药时不要喝浓茶，因为浓茶里鞣酸含量高，与中药的铁剂、阿胶、银耳同服会降低疗效，应以喝白开水为主。服中药时不能吃辣椒，特别是热性病症，服清热凉血或滋阴降炎药时更不宜吃辣椒，否则会使治疗无效或疗效减弱。服用清热解毒、养阴增液、凉血滋阴等中药时，应该尽量避免辛辣食物，痈疡疮毒治疗期间也应尽量避免食用辛辣食物，如葱蒜、辣椒、胡椒、咖喱等。部分中药有芳香气味，尤其是芳香化湿、芳香理气类药，含有大量的挥发油，这类芳香物质与鱼虾海鲜的腥气、牛羊肉的膻膻气味最不相容，一定要注意忌口。服中药汤剂及丸剂时，禁忌生、冷、油腻的食物。

3. 为什么感冒期间不能吃酒心巧克力

酒精可以与多种药物发生相互作用。例如感冒药成分中常含有对乙酰氨基酚，酒中的酒精进入人体后，可使人体内的谷胱甘肽迅速减少，导致对乙酰氨基酚生成的某些代谢产物无法与谷胱甘肽结合而转向与肝、肾细胞结合，从而导致肝、肾组织损伤，严重者甚至可能导致肝坏死。酒精还会增加对乙酰氨基酚对胃肠道的刺激作用，严重者引起消化道出血、溃疡等后果。头孢类药品与酒精结合会发生双硫仑样反应，造成肝脏中的乙醛脱氢酶被抑制，使得酒精在体内代谢生成的乙醛不能继续被氧化分解，乙醛在人体内蓄积，引起乙醛中毒反应。主要表现为面部发热、视觉模糊、头痛、恶心呕吐、心动过速、血压降低，严重者出现呼吸抑制、心肌梗死、急性心力衰竭等症状，如果得不到及时救治，甚至会导致休克和死亡。儿童的肝脏解毒能力较弱，酒精与药物同服的副作用更加明显，因此感冒期间，如果孩子服用了药物，应禁止食用即使是含少量酒的零食，如：酒心巧克力、蛋黄派和醪糟等，以避免对孩子造成伤害。

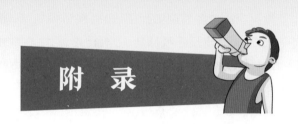

附　录

附录一　中国居民膳食指南和
平衡膳食宝塔(2016)

《中国居民膳食指南(2016)》是近百名专家对我国营养和膳食问题所达成的核心意见和科学共识,提出了六条核心推荐:

推荐一:食物多样,谷类为主

平衡膳食模式是最大程度上保障人体营养需要和健康的基础,食物多样是平衡膳食模式的基本原则。每天的膳食应包括谷薯类、蔬菜水果类、畜禽鱼蛋奶类、大豆坚果类等食物。建议平均每天摄入 12 种以上食物,每周 25 种以上。谷类为主是平衡膳食模式的重要特征,每天摄入谷薯类食物 250~400 克,其中全谷物和杂豆类 50~150 克,薯类 50~100 克;膳食中碳水化合物提供的能量应占总能量的 50% 以上。

推荐二:吃动平衡,健康体重

体重是评价人体营养和健康状况的重要指标,吃和动是保持健康体重的关键。各个年龄段人群都应该坚持天天运动、维持能量平衡、保持健康体重。体重过低和过高均易增加疾病的发生风险。推荐每周应至少进行 5 天中等强度身体活动,累计 150 分钟以上;坚持日常身体活动,平均每天主动身体活动 6 000 步;尽量减少久坐时间,每小时起来动一动,动则有益。

推荐三:多吃蔬果、奶类、大豆

蔬菜、水果、奶类和大豆及制品是平衡膳食的重要组成部分,坚果是膳食的有益补充。蔬菜和水果是维生素、矿物质、膳食纤维和植物化学物的重要来源,奶类和大豆类富含钙、优质蛋白质和 B 族维生素,对降低慢性病的发病风险具有重要作用。提倡餐餐有蔬菜,推荐每天摄入 300~500 克,深色蔬菜应占 1/2。天天吃水果,推荐每天摄入 200~350 克的新鲜水果,果汁不能代替鲜果。吃各种奶制品,摄入量相当于每天液态奶 300 克。经常吃豆制品,每天相当于大豆 25 克以上,适量吃坚果。

推荐四:适量吃鱼、禽、蛋、瘦肉

鱼、禽、蛋和瘦肉可提供人体所需要的优质蛋白质、维生素 A、B 族维生素等,有些也含有较高的脂肪和胆固醇。动物性食物优选鱼和禽类,鱼和禽类脂肪含量相对较低,鱼类含有较多的不饱和脂肪酸;蛋类各种营养成分齐全;吃畜肉应选择瘦肉,瘦肉脂肪含量较低。过多食用烟熏和腌制肉类可增加肿瘤的发生风险,应当少吃。推荐每周吃鱼 280~525 克,畜禽肉 280~525 克,蛋类 280~350 克,平均每天摄入鱼、禽、蛋和瘦肉总量120~200 克。

推荐五:少盐少油,控糖限酒

我国多数居民目前食盐、烹调油和脂肪摄入过多,这是高血压、肥胖和心脑血管疾病等慢性病发病率居高不下的重要因素,因此应当培养清淡饮食习惯,成人每天食盐不超过 6 克,每天烹调油 25~30 克。过多摄入添加糖可增加龋齿和超重发生的风险,推荐每天摄入糖不超过 50 克,最好控制在 25 克以下。水在生命活动中发挥重要作用,应当足量饮水。建议成年人每天 7~8杯(1 500~1 700 毫升),提倡饮用白开水和茶水,不喝或少喝含糖饮料。儿童少年、孕妇、乳母不应饮酒,成人如饮酒,一天饮酒的酒精量男性不超过 25 克,女性不超过 15 克。

推荐六:杜绝浪费,兴新食尚

勤俭节约,珍惜食物,杜绝浪费是中华民族的美德。按需选购食物、按需备餐,提倡分餐不浪费。选择新鲜卫生的食物和适宜的烹调方式,保障饮食卫生。学会阅读食品标签,合理选择食品。创造和支持文明饮食新风的社会环境和条件,应该从每个人做起,回家吃饭,享受食物和亲情,传承优良饮食文化,树健康饮食新风。

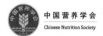 **中国居民平衡膳食宝塔（2016）**

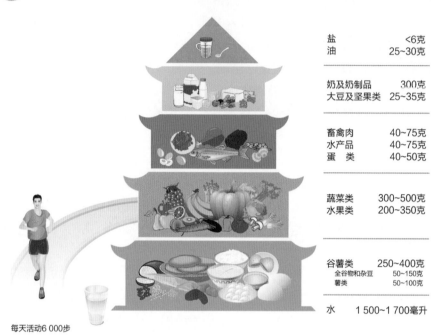

盐	<6克
油	25~30克
奶及奶制品	300克
大豆及坚果类	25~35克
畜禽肉	40~75克
水产品	40~75克
蛋　类	40~50克
蔬菜类	300~500克
水果类	200~350克
谷薯类	250~400克
全谷物和杂豆	50~150克
薯类	50~100克
水	1 500~1 700毫升

每天活动6 000步

中国居民平衡膳食餐盘（2016）

谷薯类

鱼肉
蛋豆类

水果类

蔬菜类

奶

附录二　中国学龄前儿童膳食指南和平衡膳食宝塔

　　本指南适用于 2 周岁以后至未满 6 周岁的学龄前儿童。经过 7~24 月龄期间膳食模式的过渡和转变,学龄前儿童摄入的食物种类和膳食结构已开始接近成人,该时期是饮食行为和生活方式形成的关键时期。基于学龄前儿童生理和营养特点,其膳食指南应在一般人群膳食指南上增加以下 5 条关键推荐。

推荐一:规律就餐,自主进食不挑食,培养良好饮食习惯

　　学龄前儿童的合理营养应由多种食物构成的平衡膳食来提供,规律就餐是其获得全面、足量的食物摄入和良好消化吸收的保障。此时期儿童神经心理发育迅速,自我意识和模仿力、好奇心增强,易出现进食不够专注,因此要注意引导儿童自主、有规律地进餐,保证每天不少于三次正餐和两次加餐,不随意改变进餐时间、环境和进食量,培养儿童摄入多样化食物的良好饮食习惯,纠正挑食、偏食等不良饮食行为。

推荐二:每天饮奶,足量饮水,正确选择零食

　　儿童摄入充足的钙对增加骨量积累、促进骨骼生长发育,预防成年后骨质疏松有重要意义。目前,我国儿童钙摄入量普遍偏低,对于快速生长发育的儿童,应鼓励多饮奶,建议每天饮奶 300~400 毫升或相当量的奶制品。儿童新陈代谢旺盛,活动量大,水分需要量相对较多,每天总需水量为 1 300~1 600 毫升,除奶类和其他食物中摄入的水外,建议学龄前儿童每天饮水 600~800 毫升,以白开水为主,少量多次饮用。零食对学龄前儿童是必要的,对补充所需营养有帮助。零食应尽可能与加餐相结合,以不影响正餐为前提,多选用营养密度高的食物如乳制品、水果、蛋类及坚果类等,不宜选用能量密度高的食品如油炸食品、膨化食品。

推荐三:食物应合理烹调,易于消化,少调料、少油炸

　　从小培养儿童清淡口味,有助于形成终身的健康饮食习惯。在烹调方式上,宜采用蒸、煮、炖、煨等烹调方式。特别注意要完全去除皮、骨、刺、核等;大豆、花生等坚果类食物,应先磨碎,制成泥糊浆等状态进食。口味以清淡为好,不应过咸、油腻和辛辣,尽可能少用或不用味精或鸡精、色素、糖精等调味品。为儿童烹调食物时,应控制食盐用量,还应少选含盐高的腌制食品或调味品。可选天然、新鲜香料(如葱、蒜、洋葱、柠檬、醋、香草等)和新鲜蔬果汁(如番茄

汁、南瓜汁、菠菜汁等)进行调味。

推荐四:参与食物选择与制作,增进对食物的认知与喜爱

鼓励儿童体验和认识各种食物的天然味道和质地,了解食物特性,增进对食物的喜爱。同时应鼓励儿童参与家庭食物选择和制作过程,以吸引儿童对各种食物的兴趣,享受烹饪食物过程中的乐趣和成就。家长或幼儿园老师可带儿童去市场选购食物,辨识应季蔬果,尝试自主选购蔬菜。在节假日,带儿童去农田认识农作物,实践简单的农业生产过程,参与植物的种植,观察植物的生长过程,介绍蔬菜的生长方式、营养成分及其对身体的好处,并亲自动手采摘蔬菜,激发孩子对食物的兴趣,享受劳动成果。让儿童参观家庭膳食制备过程,参与一些力所能及的加工活动如择菜,体会参与的乐趣。

推荐五:经常户外活动,保障健康生长

鼓励儿童经常参加户外游戏与活动,实现对其体能、智能的锻炼培养,维持能量平衡,促进皮肤中维生素 D 的合成和钙的吸收利用。

学龄前儿童每天应进行至少 60 分钟的体育活动,最好是户外游戏或运动,除睡觉外尽量避免让儿童有连续超过 1 小时的静止状态,每天看电视、玩平板电脑的累计时间不超过 2 小时。建议每天结合日常生活多做体力锻炼(公园玩耍、散步、爬楼梯、收拾玩具等)。适量做较高强度的运动和户外活动,

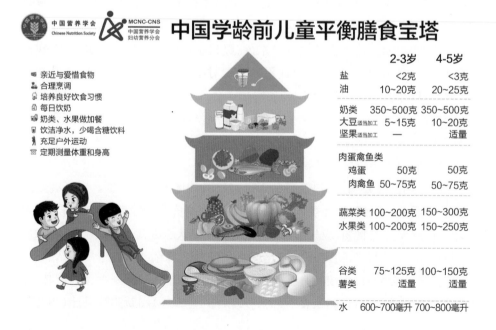

包括有氧运动(骑小自行车、快跑等)、伸展运动、肌肉强化运动(攀架、健身球等)、团体活动(跳舞、小型球类游戏等)。减少静态活动(看电视、玩手机、电脑或电子游戏)。

附录三　中国儿童青少年零食指南(2018)(节选)

《中国儿童青少年零食指南 2018》是针对我国儿童青少年零食消费最新特点,经过大量调研、专家研讨、广泛征求意见,并参考国际上最新研究进展编制而成。新版零食指南有针对性地为不同年龄阶段的儿童青少年提供零食指导。以下是针对 2~5 岁学龄前儿童的核心推荐。

推荐一:吃好正餐,适量加餐,少量零食

在早餐、午餐与晚餐之间,应给予两次加餐。加餐的食物量要明显少于正餐,以免影响正餐进食。零食提供的能量不要超过每日总能量摄入的 10%。吃零食的时间不要离正餐时间太近,最好间隔 1.5~2.0 小时。

推荐二:零食优选水果、奶类和坚果

水果、奶类和坚果是平衡膳食的重要组成部分。全国营养调查结果显示,我国居民水果、奶类和坚果的摄入量都显著低于推荐量。因此学龄前儿童的零食,应优先选择水果、奶类和坚果,作为正餐营养需求的必要补充。

推荐三:少吃高盐、高糖、高脂肪零食

在高盐、高糖、高脂肪的食物环境和家庭饮食习惯影响下,学龄前儿童极易形成重口味的饮食喜好。儿童长期选择高盐、高糖和高脂肪食物可增加发生肥胖、血脂异常、心脑血管疾病、糖尿病和骨质疏松症等的风险。高糖零食还是引发龋齿的危险因素。

推荐四:不喝或少喝含糖饮料

含糖饮料是学龄前儿童摄入添加糖的主要来源,过多摄入可能导致能量过剩。家长要以身作则并鼓励学龄前儿童多喝白开水,不喝或少喝含糖饮料,养成良好的饮水习惯。

推荐五:零食应新鲜、多样、易消化、营养卫生

吃零食应该选择新鲜食物,以摄取丰富的维生素、矿物质和膳食纤维。学龄前儿童接触的食物种类越多,日后越不易偏食或挑食。此外,学龄前儿童胃肠道还未发育完全,消化能力弱,家长应为其选择易于消化的零食,避免食用

不卫生的零食。

推荐六:安静进食零食,谨防呛堵

学龄前儿童吃零食时应在家长或幼儿园老师的看护下安静进食,不要边玩边吃,避免其他食物干扰。选择零食时要注意食物的性状,孩子跑跳或哭闹时禁止给予零食,以免食物呛入气管造成窒息。

推荐七:保持口腔清洁,睡前不吃零食

为了保持口腔清洁和牙齿健康,从小养成吃完零食及时漱口或刷牙的好习惯,避免病从口入,预防龋齿。睡觉前 1 小时内不吃零食。

附录四　世界卫生组织年龄别身高、年龄别体重及 BMI 图(2006)

世界卫生组织学龄前儿童的年龄别身高、年龄别体重及 BMI(体重指数)图(2006)如以下 6 幅图所示。

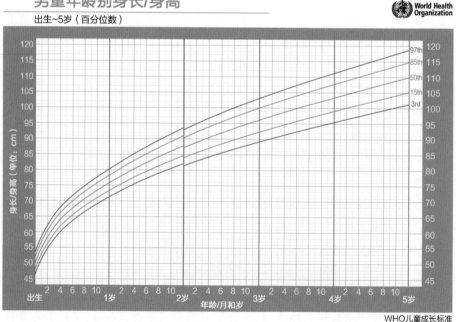

女童年龄别身长/身高

出生~5岁（百分位数）

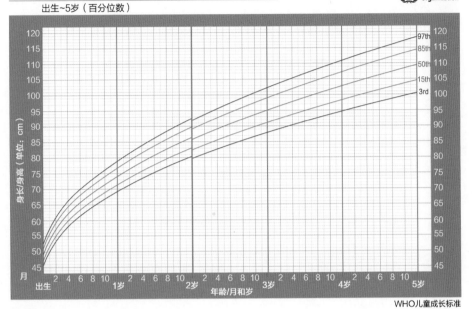

WHO儿童成长标准

男童年龄别体重

出生~5岁（百分位数）

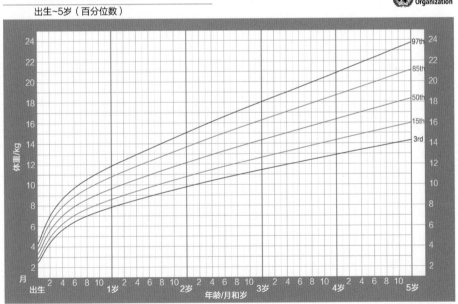

WHO儿童成长标准

女童年龄别体重

出生~5岁（百分位数）

World Health Organization

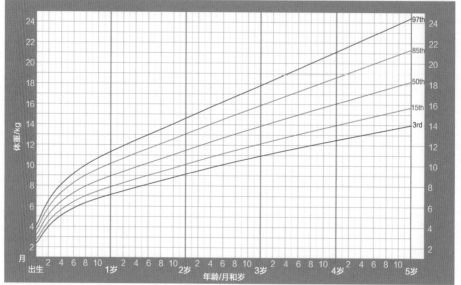

WHO儿童成长标准

男童年龄别BMI

出生~5岁（百分位数）

World Health Organization

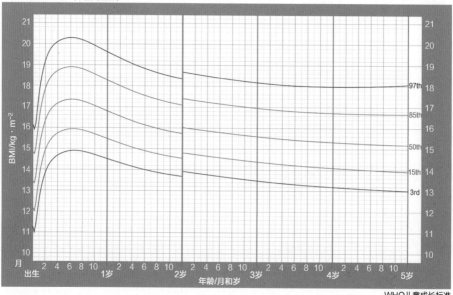

WHO儿童成长标准

女童年龄别BMI

出生~5岁（百分位数）

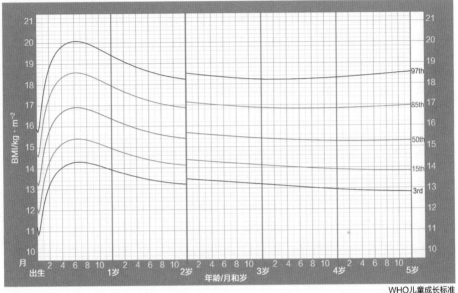

WHO儿童成长标准

附录五　学龄前儿童身体活动建议——世界卫生组织"5岁以下儿童的身体活动、久坐行为和睡眠指南"及"身体活动有益健康的全球建议"（节选）

为增进心肺、肌肉和骨骼健康，减少儿童肥胖及其一生相关慢性非传染性疾病风险，建议如下：

（1）1~2岁儿童：在各种强度的身体活动中花费至少180分钟，包括中等到剧烈强度的身体活动，全天分布；多则更好。

受限时间每次不超过1小时（例如手推童车／婴儿车、高脚椅或缚在看护者的背上），也不可长时间坐着。对于1岁儿童，不建议久坐不动的屏幕时间（如看电视或视频，玩电脑游戏）。2岁以上儿童，久坐不动的屏幕时间不应超过1小时；少则更好。坐着时，鼓励与看护者一起阅读和讲故事。

保持11~14小时的优质睡眠，包括打盹、有规律睡眠和唤醒时间。

（2）3~4 岁儿童：在各种强度的身体活动中花费至少 180 分钟，其中至少包括 60 分钟的中等到剧烈强度身体活动，全天分布；多则更好。

受限时间每次不超过 1 小时（例如手推童车／婴儿车），也不可长时间坐着。久坐不动的屏幕时间不应超过 1 小时；少则更好。坐着时，鼓励与看护者一起阅读和讲故事。

保持 10~13 小时的优质睡眠，可包括打盹、有规律的睡眠和唤醒时间。

（3）5 岁儿童：每天累计至少 60 分钟中等到高强度身体活动；大于 60 分钟的身体活动可以提供更多的健康效益。

大多数日常身体活动应该是有氧活动。同时，每周至少应进行 3 次高强度身体活动，包括强壮肌肉和骨骼的活动等。

为减少骨骼肌肉系统损伤的风险，适当的方式是鼓励循序渐进，从相对适中的身体活动量开始，逐渐向较大身体活动量过渡。同时为了减少发生伤害的风险，在进行各类可能有伤害风险的身体活动时，都应鼓励使用防护器具，如头盔等。

名词解释：

（1）身体活动：包括家庭、学校和社区环境内的玩耍、游戏、体育运动、交通往来、娱乐、体育课或有计划的锻炼等。

（2）有氧身体活动：机体大肌肉群参与、持续较长时间的有节律的活动。有氧活动，又称耐力活动，可以增进心肺健康，例如步行、跑步、游泳和骑自行车。

（3）增强骨骼强度活动：主要为增强组成骨骼系统各特定部位骨骼强度的身体活动。增强骨骼强度活动会对骨骼产生作用力或张力，促进骨骼生长并增强骨骼强度，包括跑步、跳绳和举重等。

（4）肌肉力量活动：指增强骨骼肌的力量、功率、耐力和体积的身体活动和锻炼（例如，力量训练、抗阻力锻炼或肌肉和耐力锻炼）。

（5）中等强度身体活动：就绝对强度而言，中等强度身体活动指强度为静息强度的 3.0~5.9 倍的身体活动。就考虑个体能力的相对强度而言，中等强度的身体活动通常为 0~10 级量表中的 5 或 6 级。

（6）高强度身体活动：就绝对强度而言，高强度身体活动指强度为成人静息强度的 6 倍及以上或为儿童和青少年静息强度的 7 倍及以上的身体活动。就考虑个体能力的相对强度而言，高强度的身体活动通常为 0~10 级量表中的 7 或 8 级。

附录六　学龄前儿童食谱示例

学龄前儿童一周参考食谱(城市)

星期一

餐别	食物名称	原料	重量 / 克	
			2~3 岁	4~5 岁
早餐	酸奶	酸奶	150	180
	煮鸡蛋	鸡蛋	40	40
	香菇肉末包	瘦猪肉	10	10
		香菇	10	10
		面粉	20	20
早点	哈密瓜	哈密瓜	75	100
	牛奶香酥包	面粉	10	20
午餐	番茄鳕鱼	鳕鱼	20	20
		番茄	40	40
	肉末炒千张	瘦猪肉	10	10
		千张(豆腐丝)	25	30
	炒嫩南瓜	嫩南瓜	30	80
	紫菜蛋花汤	紫菜	3	3
		鸡蛋	10	10
	金银米饭	大米	35	40
		小米	5	10
午点	牛奶	牛奶	120	120
	苹果	苹果	75	100
晚餐	卤鸡翅	鸡翅	20	20
	棒骨时蔬汤	小白菜	35	60
		黄瓜	35	60
		意大利面	30	40
	意大利面	瘦猪肉	10	10
		番茄酱	5	10
晚点	牛奶	牛奶	200	200
	核桃	核桃	*	10
全天	盐		<2	<3
	油		10~20	20~25

星期二

餐别	食物名称	原料	重量 / 克	
			2~3 岁	4~5 岁
早餐	鸡蛋胡萝卜奶酪饼	鸡蛋	50	50
		胡萝卜	10	10
		奶酪	10	10
		瘦猪肉末	5	10
	营养养胃粥	青菜	10	20
		大米	20	30
早点	牛奶	牛奶	120	120
	芝麻薄饼	面粉	10	20
午餐	豆花牛柳	牛肉	20	20
		豆花	20	30
	甜椒肉丝	猪肉	10	10
		甜椒	20	20
	糖醋白菜	白菜	20	40
	番茄丝瓜汤	番茄	20	30
		丝瓜	20	30
	黑米饭	大米	35	40
		黑米	5	10
午点	牛奶	牛奶	120	120
	香蕉	香蕉	75	100
晚餐	老鸭海带丝汤	鸭肉	20	20
		海带丝	20	20
	素炒双花	西蓝花	20	40
		花菜	20	40
		甜椒	5	10
		蘑菇	10	10
	蘑菇肉丁焖饭	瘦猪肉	10	10
		大米	30	40
晚点	牛奶	牛奶	200	200
	橘子	橘子	50	70
全天	盐		<2	<3
	油		10~20	20~25

星期三

餐别	食物名称	原料	重量 / 克	
			2~3 岁	4~5 岁
早餐	牛奶	牛奶	180	180
	三明治	面包片	50	50
		鸡蛋	50	50
		紫甘蓝	10	10
	苹果	苹果	50	70
	蓝莓	蓝莓	25	30
早点	酸奶	酸奶	120	120
	海苔	海苔	3	3
午餐	香菇烧鸡	鸡肉	20	20
		香菇	30	30
	五彩兔丁	兔肉	20	20
		玉米粒	5	5
		胡萝卜	5	5
		青椒	5	5
		黑木耳(干)	5	5
		莴笋	5	5
	茄子烧豇豆	茄子	20	40
		豇豆	20	40
	高粱米饭	大米	35	40
		高粱	5	10
午点	猕猴桃	猕猴桃	100	150
	蓝莓	蓝莓	50	50
晚餐	鲜肉抄手	抄手皮	30	40
		猪肉	30	30
		小葱	10	10
		莴笋叶	30	50
	绿豆南瓜汤	南瓜	20	40
		绿豆(干)	5	10
晚点	牛奶	牛奶	200	200
	巴旦木	巴旦木	*	10
全天	盐		<2	<3
	油		10~20	20~25

星期四

餐别	食物名称	原料	重量 / 克	
			2~3 岁	4~5 岁
早餐	牛奶麦片粥	牛奶	100	100
		麦片	20	20
	香蕉鸡蛋饼	香蕉	20	30
		鸡蛋	20	30
		面粉	20	30
		番茄酱	5	10
早点	牛奶	牛奶	80	80
	哈密瓜	哈密瓜	80	100
午餐	茄汁龙利鱼	龙利鱼	50	50
		番茄	20	20
		青笋	20	20
	莲白回锅肉	猪肉	10	10
		莲白	10	10
	西芹炒百合	西芹	15	35
		百合	15	35
	红薯米饭	大米	30	40
		红薯	10	10
午点	牛奶	牛奶	120	120
	西瓜	西瓜	50	70
晚餐	蔬菜豆腐汤	豌豆尖	50	80
		豆腐（北）	30	50
		虾仁	15	15
	海鲜芝士焗饭	三文鱼	15	15
		芝士	10	10
		玉米粒	10	10
		蘑菇	10	10
		大米	30	40
晚点	牛奶	牛奶	200	200
全天	盐		<2	<3
	油		10~20	20~25

星期五

餐别	食物名称	原料	重量 / 克	
			2~3 岁	4~5 岁
早餐	牛奶	牛奶	180	180
	海鲜蒸饺	面粉	30	40
		虾仁	15	20
		玉米	15	20
	西瓜	西瓜	75	100
早点	牛奶	牛奶	120	120
	开口松子	松子	*	10
午餐	嫩炒猪肝	猪肝	20	20
		菜椒	10	10
		洋葱	10	10
	金针菇牛肉	牛肉	10	10
		金针菇	20	20
	白灼菜心	菜心	20	40
	红白萝卜汤	白萝卜	10	20
		红萝卜	10	20
	红豆米饭	大米	35	40
		红豆	5	10
午点	鸡蛋羹	鸡蛋	50	50
	芒果	芒果	75	100
晚餐	白灼基围虾	基围虾	30	30
	素炒娃娃菜	娃娃菜	40	80
	五彩炒饭	鸡肝	20	20
		青菜	20	20
		胡萝卜	20	20
		小葱	10	10
		大米	20	30
晚点	牛奶	牛奶	200	200
全天	盐		<2	<3
	油		10~20	20~25

星期六

餐别	食物名称	原料	重量 / 克	
			2~3 岁	4~5 岁
早餐	香蕉奶昔	香蕉	50	50
		牛奶	150	150
	虾仁包	虾仁	10	10
		大白菜	20	20
		面粉	30	30
	海苔	海苔	3	3
早点	哈密瓜	哈密瓜	75	100
	小蛋糕	面粉	10	20
午餐	腰果鸡丁	鸡胸肉	20	20
		腰果	10	10
	烂肉茄子	瘦牛肉	10	10
		茄子	20	20
	葱香黄瓜	黄瓜	40	80
		小葱	10	20
	南瓜饭	大米	30	40
		南瓜	10	10
午点	红豆双皮奶	牛奶	150	150
		鸡蛋	30	30
		红豆	10	10
晚餐	香煎三文鱼	三文鱼	40	40
		芦笋	30	40
		西蓝花	30	40
		无骨鸡腿肉	10	10
	香菇炖鸡面	香菇	10	40
		挂面	30	40
晚点	牛奶	牛奶	200	200
全天	盐		<2	<3
	油		10~20	20~25

星期日

餐别	食物名称	原料	重量/克	
			2~3岁	4~5岁
早餐	牛奶	牛奶	180	180
	番茄炒鸡蛋	鸡蛋	30	30
		番茄	30	30
	芝麻酱面包	面包片	30	40
		芝麻酱	10	10
	苹果	苹果	50	80
早点	柚子	柚子	100	120
午餐	清蒸大黄花鱼	大黄花鱼	50	50
	糖醋三片	慈姑	20	40
		山药	20	40
		青笋	30	60
	玉米饭	大米	35	40
		玉米粒	5	10
午点	牛奶	牛奶	120	120
	巧克力饼	面粉	10	10
晚餐	清炒油菜	油菜	30	70
	鸡蛋烩面	面粉	30	40
		鸡蛋	30	30
		土豆	5	10
		番茄	30	40
晚点	牛奶	牛奶	200	200
	开心果	开心果	*	20
全天	盐		<2	<3
	油		10~20	20~25

学龄前儿童一周参考食谱(乡村)

星期一

餐别	食物名称	原料	重量 / 克	
			2~3 岁	4~5 岁
早餐	牛奶	牛奶	200	200
	鸡蛋面	鸡蛋	50	50
		莴笋叶	15	15
		面条	30	40
早点	苹果	苹果	150	200
午餐	洋葱肉片	瘦猪肉	20	20
		洋葱	20	20
	慈姑丸子汤	瘦猪肉	10	10
		慈姑	20	40
		生菜	30	60
	黑米饭	大米	35	40
		黑米	5	10
午点	牛奶	牛奶	100	100
	核桃	核桃(干)	*	10
晚餐	可乐鸡翅	鸡翅	20	20
	素炒西蓝花	西蓝花	50	100
	鸡肉胡萝卜粥	鸡腿肉	10	10
		胡萝卜	20	30
		大米	30	40
晚点	牛奶	牛奶	200	200
全天	盐		<2	<3
	油		10~20	20~25

星期二

餐别	食物名称	原料	重量 / 克	
			2~3 岁	4~5 岁
早餐	蔬菜肉末粥	瘦猪肉	10	10
		芹菜	10	10
		大米	10	20
	土豆丝鸡蛋饼	鸡蛋	30	30
		土豆丝	20	20
		面粉	10	10
早点	牛奶	牛奶	200	200
午餐	番茄炖牛肉	牛肉	30	30
		番茄	30	30
	素炒丝瓜	丝瓜	40	90
	玉米饭	大米	35	40
		玉米	5	10
午点	香蕉	香蕉	150	200
晚餐	酿口蘑	瘦猪肉	30	30
		蘑菇	40	40
	上汤娃娃菜	娃娃菜	50	90
	红薯米饭	大米	25	30
		红薯	5	10
晚点	牛奶	牛奶	200	200
全天	盐		<2	<3
	油		10~20	20~25

星期三

餐别	食物名称	原料	重量/克	
			2~3岁	4~5岁
早餐	牛奶	牛奶	200	200
	鸡蛋羹	鸡蛋	50	50
		瘦猪肉	10	20
	煎饺	韭菜	10	20
		面粉	20	40
早点	葡萄	葡萄	150	200
午餐	清蒸钳鱼	钳鱼	30	30
	糖醋白菜	莲白	60	100
	胡萝卜焖饭	胡萝卜(红)	10	20
		大米	35	45
午点	牛奶	牛奶	100	100
	水煮花生	花生	*	20
晚餐	冬瓜炖排骨	猪排骨	30	30
		冬瓜	30	60
	素炒油麦菜	油麦菜	30	60
		瘦猪肉	10	10
	五彩土豆泥	玉米	10	10
		青豆	10	10
		土豆	30	40
晚点	牛奶	牛奶	200	200
全天	盐		<2	<3
	油		10~20	20~25

星期四

餐别	食物名称	原料	重量 / 克	
			2~3 岁	4~5 岁
早餐	牛奶	牛奶	200	200
	荠菜猪肉包	瘦猪肉	10	10
		荠菜	10	10
		面粉	20	20
	小番茄	小番茄	50	80
早点	猕猴桃	猕猴桃	100	120
	煮玉米	玉米	20	30
午餐	五香鸡腿	鸡腿	20	20
	莴笋鸭血汤	鸭血	10	10
		莴笋叶	50	100
		青菜叶	20	20
	虾米菜饭	虾米	10	10
		大米	40	50
午点	腰果	腰果	*	10
	牛奶	牛奶	100	100
晚餐	蔬菜丸子汤	瘦猪肉	20	20
		豌豆尖	40	80
		瘦猪肉	10	10
	什锦炒面	豌豆	10	10
		玉米	10	10
		胡萝卜(红)	10	10
		面条	30	40
晚点	牛奶	牛奶	200	200
全天	盐		<2	<3
	油		10~20	20~25

星期五

餐别	食物名称	原料	重量/克	
			2~3 岁	4~5 岁
早餐	牛奶	牛奶	200	200
	煮鸡蛋	鸡蛋	50	50
	凉拌黄瓜	黄瓜	20	20
	玉米馒头	面粉	20	30
		玉米粉	10	10
早点	橙子	橙子	150	200
午餐	红椒肉丝	瘦猪肉	30	30
		红椒	30	30
	炒菠菜	菠菜	60	110
	紫菜蛋花汤	紫菜	10	10
		鸡蛋	10	10
	南瓜米饭	大米	30	40
		南瓜	10	10
午点	牛奶	牛奶	100	100
晚餐	鱼头豆腐汤	鲢鱼头	30	30
		豆腐	30	30
		青笋	20	40
	拌三丝	胡萝卜(红)	20	40
		粉丝	10	20
	紫薯米饭	大米	20	30
		紫薯	10	10
晚点	牛奶	牛奶	200	200
全天	盐		<2	<3
	油		10~20	20~25

星期六

餐别	食物名称	原料	重量 / 克	
			2~3 岁	4~5 岁
早餐	酸奶	酸奶	200	200
	煎鸡蛋	鸡蛋	25	25
	煮玉米	玉米	60	90
	冬枣	冬枣	50	80
早点	牛奶	牛奶	100	100
	海绵蛋糕	面粉	10	15
午餐	红椒炒鸡肝	鸡肝	30	30
		红椒	30	30
	干煸花菜	花菜	40	90
	菠菜豆腐汤	菠菜	20	30
		豆腐	20	30
	米饭	大米	40	50
午点	香蕉	香蕉	100	120
晚餐	牛奶	牛奶	100	100
	烧鲜兔	兔肉	30	30
		青笋	30	50
	番茄鸡蛋面	番茄	30	50
		鸡蛋	25	25
		挂面	30	40
晚点	牛奶	牛奶	200	200
全天		盐	<2	<3
		油	10~20	20~25

星期日

餐别	食物名称	原料	重量／克	
			2~3 岁	4~5 岁
早餐	营养米糊	黄豆	10	10
		黑米	10	10
		大米	10	10
		黑芝麻	5	5
	鸡蛋菠菜饼	鸡蛋	25	25
		菠菜	10	10
		面粉	20	30
	柚子	柚子	50	80
早点	牛奶	牛奶	200	200
午餐	香菇炖鸡	去骨鸡腿肉	30	30
		香菇	20	20
		胡萝卜(红)	20	20
	炒空心菜	空心菜	30	80
	米饭	大米	40	50
午点	梨	梨	100	120
	酸奶	酸奶	100	100
晚餐	糖醋鲤鱼	鲤鱼	50	50
		黑木耳(干)	5	5
	素炒三鲜	黄瓜	20	40
		胡萝卜	20	40
		鸡蛋	25	25
	土豆焖饭	大米	20	25
		土豆	20	25
晚点	牛奶	牛奶	200	200
全天	盐		<2	<3
	油		10~20	20~25

参考食谱使用说明：

（1）食谱中所列食物原料的重量为可食部分的生重，也即是原材料去掉骨头、皮等不可食用部分后的重量。

（2）为保证学龄前儿童均衡的营养，每天的膳食应包括谷薯类、蔬菜水果类、畜禽鱼蛋奶类、大豆坚果类等食物。平均每天摄入 12 种以上食物，每周 25 种以上。日常应用中还可以采用同类互换的方式丰富食物种类，以粮换粮、以豆换豆、以肉换肉、以菜换菜。例如大米可以和面粉、淀粉或杂粮换，瘦猪肉可以和等量的鸡、鸭、牛、羊肉换，鱼可以与虾、蟹等换。

（3）我国 2~3 岁儿童的膳食钙每天推荐量为 600 毫克，4~5 岁儿童为 800 毫克。常规的肉菜饭饮食中难以提供足量的钙，而奶及奶制品中钙含量丰富且吸收率高，是儿童钙的最佳来源。因此建议每天摄入 350~500 克奶或相当量奶制品，以保证学龄前儿童钙摄入量达到适宜水平。农村地区奶的来源有限，可通过每日进食大豆及其制品补充钙。此外，芝麻、小虾皮、连骨吃的小鱼、海带等也含有一定的钙，宜经常摄入。

（4）学龄前儿童可以适当摄入坚果，但为保证安全，尤其是给 2~3 岁儿童提供坚果最好碾碎或加工后食用。

城市学龄前儿童星期一食谱实物图

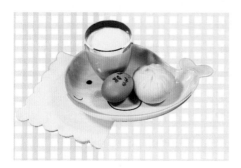

早餐

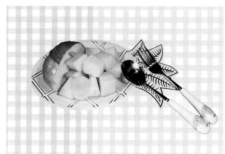

早点

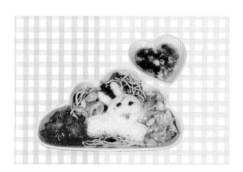

午餐

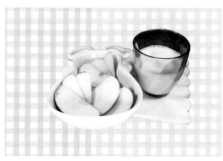

午点

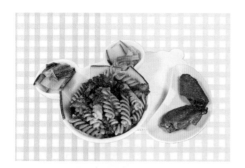

晚餐

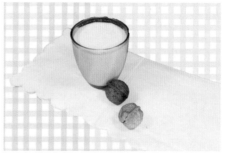

晚点

城市学龄前儿童星期三食谱实物图

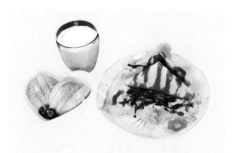

早餐

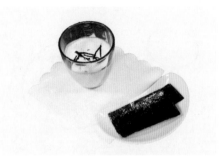

早点

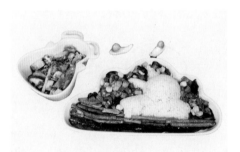

午餐

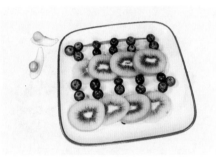

午点

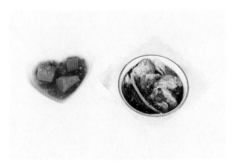

晚餐

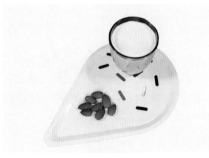

晚点

城市学龄前儿童星期五食谱实物图

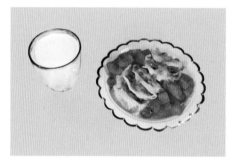

早餐

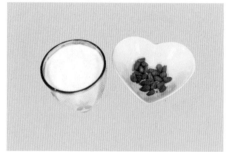

早点

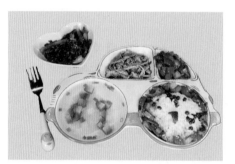

午餐

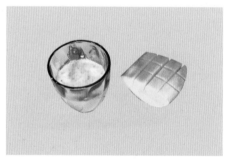

午点

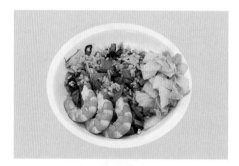

晚餐

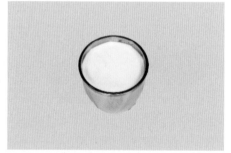

晚点